GUIA CLÍNICA DE ABORDAJE DEL DUELO PERINATAL

Autoras: Mª Carmen Mejías Paneque, Silvia García Gonzalez, Laura Duarte Gonzalez.

ISBN papel 978-84-686-0687-3
ISBN ebook 978-84-686-0688-0
EDITORIAL Bubok Publishing S.L.

Dedicado a todos los padres y madres que derraman lágrimas en la tierra mientras sus niños los miran desde el cielo.

CAPÍTULO 2: ETIOLOGÍA Y FACTORES DE RIESGO DE MUERTE FETAL.

1.- CLASIFICACIONES

1.1.- Clasificación según CIE.

1.2.- Clasificación según etiología de muerte fetal.

1.3.- Clasificación según causas primarias de muerte

fetal

1.4.- Clasificación según edad gestacional

2.- FACTORES DE RIESGO

2.1.- Biológicos

2.2.- Sociales y ambientales

2.3.- Fetales

CAPÍTULO 3: DIAGNÓSTICO Y EVOLUCIÓN ANATÓMICA TRAS LA MUERTE FETAL.

1.- DIAGNÓSTICO DE MUERTE FETAL

1.1.- Signos y síntomas clínicos de sospecha.

1.2.- Signos ecográficos de certeza

1.3.- Signos radiológicos

1.4.- Análisis hormonales

BLOQUE I: PROCESO BIOLÓGICO DEL DUELO PERINATAL

CAPÍTULO 1

DEFINICIONES, TASAS Y EVOLUCIÓN DE LA MORTALIDAD PERINATAL EN ESPAÑA Y ANDALUCÍA

1.- DEFINICIONES

Las definiciones perinatales aceptadas internacionalmente en este momento son las elaboradas por el Commitee of Annual Reports and Definitions of Terms in Human Reproduction de la FIGO, adoptadas por la OMS y publicadas en 1982 (1).

1.1.- MUERTE FETAL

La OMS define la muerte fetal como la muerte anterior a la completa expulsión o extracción de su madre de un producto de concepción, con independencia de la duración del embarazo. La muerte es indicada por el hecho de que después de dicha separación, el feto no respira ni muestra ninguna otra evidencia de vida, tal como latido del corazón, pulsación del cordón umbilical o movimiento apreciable de los músculos voluntarios (1).

Por su cronología en el momento de producirse se pueden distinguir (2) (3):

- **Muerte fetal temprana:** incluye todas las muertes que se producen "in útero" desde la concepción hasta las 22 semanas de gestación. Se refiere, por tanto, a los abortos. En la práctica se incluyen los fetos que pesan menos de 500g y/o tienen una longitud al nacer <25 cm.

- **Muerte fetal intermedia:** incluye las muertes fetales que tienen lugar entre las 22 y 28 semanas de gestación (con pesos fetales comprendidos entre 500 y 999 g y/o tienen una longitud al nacer entre 25 – 34 cm).

- **Muerte fetal tardía:** incluye las muertes fetales que se producen a partir de las 28 semanas de gestación, incluyéndose todos los fetos que pesan 1000 g o más y/o tienen una longitud de 35 cm o más al nacer.

- **Muerte perinatal:** Es la suma de la mortalidad fetal tardía y la neonatal precoz (abarca desde la semana 28 completa de gestación hasta el séptimo día postnatal cumplido (mortalidad perinatal estándar) o de la mortalidad fetal intermedia y tardía más la mortalidad neonatal (mortalidad perinatal II).

- **Muerte neonatal:** Cuando la muerte acontece dentro de las primeras cuatro semanas (28 días) postnatales. Se subdivide en:
    1. **Muerte neonatal precoz:** cuando la muerte del recién nacido acontece antes de los 7 días postnatales cumplidos (menos de 168 horas).
    2. **Muerte neonatal tardía:** incluye los neonatos muertos después de los 28 días completos hasta el año de vida.

- **Muerte post-neonatal:** Los neonatos muertos después de los 28 días completos hasta el año de vida.

- **Muerte infantil:** Se incluyen todas las muertes que se producen en el primer año de vida.

1.2.- PERÍODO PERINATAL

Con el objetivo de conseguir estadísticas seguras, serias y universalmente comparables, se ha aceptado que este período comienza una vez que el feto ha alcanzado un grado de desarrollo compatible con una cierta probabilidad de sobrevivir si naciera. A efectos de estadística y por sus características se aceptan dos períodos (3):

- **Período perinatal I (mortalidad perinatal básica):** abarca desde que el feto alcanza un peso de 1000 g (aproximadamente equivalente a 28 semanas de gestación) hasta que el recién nacido alcanza los siete días completos de vida (168 horas). En ausencia de peso conocido se estima que una longitud de 35 cm equivale a 1000 g y a falta de ambos, se considera período neonatal I a partir de las 28 semanas completas de edad gestacional. Este es el período considerado para calcular la mortalidad perinatal básica (estándar o internacional).

- **Período perinatal II (mortalidad perinatal ampliada):** este período incluye todos los fetos de > 500 g de peso, nacidos desde la 22ª semana de gestación y alcanza hasta el final de las cuatro primeras semanas de vida postnatal. Estos fetos no se consideran para las tasas de mortalidad perinatal básica, pero sí se incluyen por la O.M.S. en la denominada tasa de mortalidad perinatal ampliada.

2.- ÍNDICES O TASAS DE MORTALIDAD PERINATAL

Incluyen las estadísticas mínimas que deben ser obtenidas por todos los países miembros y que son recomendadas por la O.M.S (1).

2.1.- TASA DE MORTALIDAD FETAL

Es la relación entre el número de muertes fetales registradas en todas las edades de gestación durante un año civil en una población determinada, y el número total de gestaciones (se limita a un mínimo de 22 o 28 semanas de gestación).

$$\text{IMF} = \frac{\text{número de muertes fetales durante un año civil}}{\text{número de nacidos vivos} + \text{muertes fetales en un año}} \times 1000$$

Para hacer comparaciones internacionales se aconseja incluir sólo los fetos de 1000 g o más.

2.2.- TASA DE MORTALIDAD PERINATAL

Relación entre el número de muertes ocurridas en el período perinatal y el total de nacidos vivos durante un año civil más los nacidos muertos.

$$IMPN = \frac{\text{número de muertes perinatales}}{\text{n}^{\circ}\text{ de muertes fetales} + \text{n}^{\circ}\text{ de nacidos vivos durante un año civil}} \times 1000$$

- **TASA DE MORTALIDAD PERINATAL I, ESTÁNDAR O INTERNACIONAL:** relación entre el número de muertes fetales de 28 semanas o más de gestación (o 1000 g o más de peso, o longitud cráneo-talón de 35 cm o más), más el número de muertes neonatales precoces durante un año civil, y el número de defunciones fetales de 28 semanas o más de gestación, más todos los nacidos vivos durante un año civil en una población determinada.

$$IMPN\ I = \frac{\text{muertes fetales de más de 28 semanas} + \text{muertes neonatales precoces}}{\text{muertes fetales de más de 28 semanas} + \text{nacidos vivos}} \times 1000$$

- **TASA DE MORTALIDAD PERINATAL II O AMPLIADA:** relación entre el número de muertes fetales de 22 semanas o más de gestación (o 500 g de peso, o longitud cráneo-talón de 25 cm o más), más el número de muertes neonatales (hasta 28 días), durante un año civil, y el número de defunciones fetales de 22 semanas o más de gestación, más todos los nacidos vivos durante un año civil en una población determinada.

$$IMPN \ II \ = \frac{\text{muertes fetales de más de 22 semanas} + \text{muertes neonatales precoces}}{\text{muertes fetales de más de 22 semanas} + \text{nacidos vivos}} \times 1000$$

2.3.- TASA DE MORTALIDAD INFANTIL

Relación entre el número de defunciones de menores de un año, durante un año civil, u otro período de tiempo determinado, y el número de nacimientos vivos en el mismo año civil, en una población determinada. Para las comparaciones internacionales se aconseja incluir sólo los neonatos de peso al nacer de 1000 g o más.

2.4.- TASA DE MORTALIDAD NEONATAL

Corresponde al número de muertes acaecidas en recién nacidos de ≥ 1000 g de peso al nacer y < 28 días de edad por cada mil nacidos vivos o muertos.

2.5.-TASA DE MORTALIDAD POSTNEONATAL

Es el número de recién nacidos de ≥ 1000 g muertos entre los 28 primeros días cumplidos y el año de vida por cada mil nacidos vivos o muertos.

3.- EVOLUCIÓN DE LA TASA DE MORTALIDAD FETAL EN ESPAÑA Y ANDALUCÍA

La mortalidad perinatal es un importante indicador de salud, con lo que su análisis periódico es muy importante incluso en los países desarrollados donde sus tasas han descendido considerablemente (4).

En España, desde 1980, la S.E.G.O. en coordinación con el profesor Fabre, con periodicidad trianual, elabora una encuesta abierta a todos los hospitales del territorio nacional sobre las tasas de mortalidad durante el período perinatal y sus causas. Es el documento más fiable que podemos disponer en España. En la tabla número 1 podemos comparar los datos de la mortalidad fetal por edad gestacional al nacer que se produjeron en España desde el año 1980 hasta 1995. En él podemos observar una reducción significativa de la mortalidad fetal a lo largo de los años.

Tabla 1. Evolución de la tasa de mortalidad fetal por grupos de edad gestacional al nacer desde 1980 hasta 1995 en la Encuesta Nacional de Mortalidad Perinatal de la Sección de Medicina Perinatal de la SEGO.

Edad	1980	1983	1986	1989	1992	1995
<28	515,32	369,02	350,70	373,33	305,84	359,63
28-31	215,12	209,27	157,83	183,40	125,24	150,77
32-36	42,28	34,72	46,10	35,19	30,27	31,52
37-41	3,77	3,60	6,61	3,09	2,50	2,26
≥42	4,46	4,50	3,84	2,56	1,86	1,18

En un estudio realizado sobre la mortalidad infantil en Andalucía, publicado en el año 2003 (5), se calcularon las tasas anuales de mortalidad infantil, neonatal precoz y tardía, así como la post-neonatal entre los años 1975 y 1998. Esta publicación tuvo como conclusión que la mortalidad en estos períodos descendió acusadamente. Los mayores descensos porcentuales se produjeron en la mortalidad neonatal precoz (tabla 2).

Tabla 2: Mortalidad neonatal precoz, tardía y post-neonatal en Andalucía, comparación de la evolución desde el año 1975 hasta el 1998.

AÑO	NEONATAL PRECOZ:Nº	NEONATAL PRECOZ: TASAS	NEONATAL TARDÍA: Nº	NEONATAL TARDÍA:TASAS	POSTNEONATAL:Nº	POSTNEONATAL: TASAS
1975	1446	11,63	468	3,76	779	6,27
1980	934	8,05	160	1,38	428	3,69
1985	560	5,74	114	1,17	320	3,28
1990	397	4,45	154	1,73	246	2,76
1995	242	3,05	92	1,16	171	2,15
1998	201	2,62	67	0,87	173	2,26

4.- CERTIFICADO DE MUERTE PERINATAL.

La OMS y la FIGO recomiendan un certificado especial para registrar las causas de mortalidad perinatal que junto con datos referentes a la madre (embarazos previos, tipo de parto) y al recién nacido (sexo, peso) contiene los siguientes apartados para reseñar las causas de la muerte (3) (6):

1.-Enfermedad o condición principal del recién nacido. Hay que consignar la enfermedad del feto que el certificante opine que haya contribuido a la muerte perinatal. Es importante considerar que la manera de morir (insuficiencia cardíaca, asfixia,...) no debe ser anotada en este apartado, salvo que sea la única condición del feto que sea conocida.

2.- Otras enfermedades o condiciones del feto. Se debe señalar todas   aquellas enfermedades del recién nacido que pueden haber contribuido a la muerte.

3.- Enfermedad o condición principal de la madre que afecta al feto. Aquí se indicará la enfermedad de la madre que en opinión del certificante tuvo el efecto negativo más importante sobre la salud del recién nacido.

4.- Otras enfermedades o condiciones de la madre que afectan al feto. Se anotarán todas aquellas otras enfermedades maternas que han podido afectar a la salud del feto.

5.- Otras circunstancias pertinentes.

El certificado se completará en recién nacidos muertos y recién nacidos vivos que fallecen dentro de las 168 horas (1 semana) después del nacimiento.

<table>
<tr><td colspan="2" align="center">CERTIFICADO DE CAUSA DE DEFUNCIÓN PERINATAL</td></tr>
<tr><td colspan="2">Complétese para nacidos muertos y recién nacidos vivos que fallecen dentro de las 168 horas (1 semana) después del nacimiento</td></tr>
<tr><td>(Datos de identificación)</td><td>Este niño nació vivo el .... a las .... horas y murió el .... a las .... horas

Este niño nació muerto el .... a las .... horas
y murió antes del inicio ☐ del trabajo de parto
Durante el trabajo ☐   Se ignora ☐</td></tr>
<tr><td>Madre</td><td>Niño</td></tr>
<tr><td>Fecha de nacimiento
☐☐-☐☐-☐☐ o si se desconoce,
edad en años ☐☐

Primer día de la última menstruación
☐☐-☐☐-☐☐ o si se desconoce,
duración estimada del embarazo
(semanas completas) ☐☐

Número de embarazos previos:
Nacimientos vivos ☐☐
Nacimientos muertos ☐☐
Abortos ☐ ☐

Resultado del embarazo anterior:
Nacimiento vivo ☐
Nacido muerto ☐
Aborto ☐
Fecha ☐☐-☐☐-☐☐

Atención prenatal, dos o más
consultas
SÍ ☐ No ☐ Se ignora ☐

Parto:
Vértice normal espontáneo ☐
Otro (especificar)..............</td><td>Peso al nacer: .... gramos

Sexo:

Niño ☐ Niña ☐ Indeterminado ☐

Nacimiento simple ☐

Primer gemelo ☐

Segundo gemelo ☐

Otro nacimiento múltiple ☐

Persona que atendió el parto

Médico ☐ Partera adiestrada ☐

Otra persona adiestrada (especificar) ....

Otra persona (especificar) ....</td></tr>
<tr><td colspan="2">CAUSAS DE DEFUNCIÓN</td></tr>
<tr><td colspan="2">a. Enfermedad o condición principal del feto o del recién nacido

b. Otras enfermedades o condiciones del feto o del recién nacido</td></tr>
<tr><td colspan="2">c. Enfermedad o condición principal de la madre que afecta al feto o al niño
d. Otras enfermedades o condiciones de la madre que afectan al feto o al niño</td></tr>
<tr><td colspan="2">e. Otras circunstancias pertinentes</td></tr>
<tr><td>La causa certificada de la defunción ha
sido confirmada por autopsia ☐

Puede que se disponga de un informe
de autopsia más adelante ☐

No se efectuó autopsia ☐</td><td>Certifico ....

Firma e idoneidad</td></tr>
</table>

REFERENCIAS BIBLIOGRÁFICAS

1. Cabero Ll, Sánchez MA. Protocolos de medicina materno-fetal. Cátedra de Obstetricia y Ginecología. Hospital Universitario Materno-Infantil Vall d´Hebron. Barcelona. 2009; 282-288.

2. Lombardía J, Fernández M. Ginecología y Obstetricia. Manual de consulta rápida. 2º ed. Editorial médica panamericana. 2007.

3. Definiciones perinatológicas. Procesos asistenciales en Obstetricia. Sociedad Española de Ginecología y Obstetricia. 2010.

4. Fabre E. Manual de asistencia a la patología obstétrica. Medicina perinatal de la Sociedad Española de Ginecología y Obstetricia. 1997; p 947-972.

5. Ruiz M, Nieto M. Evolución de la mortalidad infantil, neonatal y postneonatal en Andalucía, 1975-1998. Consejería de Salud. Junta de Andalucía. Sevilla. 2003.

6. Fabre E. Manual de asistencia al embarazo normal. Medicina perinatal de la Sociedad Española de Ginecología y Obstetricia. 1993; p 407-439.

CAPÍTULO 2
ETIOLOGÍA Y FACTORES DE RIESGO DE MUERTE FETAL

1.- CLASIFICACIONES.

1.1- CLASIFICACIÓN SEGÚN CIE.

La O.M.S. y la F.I.G.O. recomiendan que las causas de mortalidad sean codificadas de acuerdo con una lista detallada de categorías de la Clasificación Internacional de Enfermedades (CIE) en su 10ª edición (1). Ésta utiliza un código alfanumérico, con una letra en la 1ª posición y números en la 2ª, 3ª y 4ª posición. El cuarto carácter sigue a un punto decimal y los códigos posibles van por lo tanto de A00.0 a Z99.9.

En el capítulo XVI de la CIE se clasifican "ciertas afecciones originadas en el período neonatal" y comprende desde el código P00 (feto y recién nacido afectados por condiciones de la madre no necesariamente relacionadas con el embarazo) hasta el P96 (otras afecciones originadas en el período neonatal). El capítulo XVII clasifica las "malformaciones congénitas, deformidades y anomalías cromosómicas" y parte del código Q00 (anencefalia y malformaciones congénitas similares) hasta el Q99 (otras alteraciones cromosómicas no clasificadas en otra parte.

1.2.- CLASIFICACIÓN SEGÚN ETIOLOGÍA DE MUERTE FETAL.

La causa de muerte fetal se ha clasificado tradicionalmente en causas de origen fetal, que representan el 25-40%, causas de origen placentaria (25-35%), causas de origen materno (5-10%) y causas de origen desconocido que representan entre un 25-35% (2).

La clasificación más actualizada (3) de las causas de muerte fetal sería la siguiente:

CAUSA CONGÉNITA:

- **Malformaciones congénitas**: pueden ser alteraciones genéticas hereditarias o factores ambientales como enfermedades maternas, agentes infecciosos, físicos, químicos o mecánicos durante el primer trimestre de gestación. Nos podemos encontrar con (OMS, ENMP-83): anencefalia (17%), cardiocirculatorias (14,8%), alteraciones cromosómicas (12,1%), otras alteraciones del SNC (14,4%), no especificadas (14,4%), osteomusculares

(10,2%), urinarias (4,6%), respiratorias (4,2%), espina bífida (2,8%), digestivas (2,3%).

CAUSA INMUNITARIA:

- Síndrome de anticuerpos antifosfolípidos
- Lupus eritematoso sistémico
- Otras enfermedades de tejido conectivo
- Isoinmunización Rh
- Púrpura trombocitopénica idiopática

CAUSA INFECCIOSA:

- Rotura prematura de membranas.

- Corioamnionitis.

- Infección urinaria.

- Infecciones por protozoos (toxoplasmosis, paludismo, enfermedad de Chagas), plasmodios y hongos.

- Enfermedades bacterianas y víricas.

MUERTE POR ENFERMEDAD MATERNA:

- **Diabetes Mellitus**: el riesgo de muerte fetal es mayor en la diabetes pregestacional que en las gestacionales. Hay que resaltar que en los últimos años el control metabólico ha aumentado con lo que la mortalidad fetal ha disminuido de forma considerable.

- **Enfermedad hipertensiva del embarazo**: es la responsable de muchas muertes perinatales. El riesgo depende del tipo de hipertensión siendo más grave en la preeclampsia.

- **Otras enfermedades maternas:** cardíacas, renales, pulmonares, etc.

MUERTE POR ALTERACIONES EN EL CURSO DE LA GESTACIÓN:

- Crecimiento intrauterino retardado
- Embarazo prolongado
- Gestación múltiple

MUERTE POR HEMORRAGIA ANTEPARTO:

- Placenta previa
- Abruptio placentae

- Rotura uterina, vasa previa, etc.

MUERTE POR PATOLOGÍA FUNICULAR:

- Prolapso de cordón, nudo de cordón, torsión, trombosis, estrangulación por brida amniótica, etc.

OTRAS CAUSAS:

- Heridas penetrantes en abdomen, traumatismos, muerte materna, transfusión feto-materna o feto-fetal, infarto placentario, causas yatrógenas, intervenciones obstétricas diagnósticas y terapéuticas, versión externa, etc.
- Desconocida.

1.3.- CLASIFICACIÓN SEGÚN CAUSAS PRIMARIAS DE MUERTE FETAL

En varios estudios encontrados sobre las causas de muerte fetal (4) (5), en los que se analizaron los hallazgos de la autopsia fetal, el estudio de la placenta y los antecedentes clínicos maternos, se hizo una clasificación de las causas primarias de muerte fetal en la cual el feto puede morir principalmente por:

❖ **Hipoxia fetal extrínseca (43%).**

La asfixia fetal se produce por deterioro en el intercambio placentario. La insuficiente llegada de oxígeno y de sustancias energéticas a las células le provocará lesiones al feto. Si el flujo sanguíneo y la oxigenación se restablece con rapidez, la situación es reversible, pero si no, se produce necrosis de las células afectadas. Es la responsable de muchas muertes fetales. Entre las causas de hipoxia fetal se encuentran:

- Patología del cordón umbilical: nudos, circular, prolapso o procidencia de cordón, hematoma.
- Patologías placentarias: insuficiencia placentaria, desprendimiento placentario, transfusión feto-fetal en el embarazo gemelar, infarto, necrosis fibrinoide vellositaria, corangioma, calcificaciones excesivas.
- Enfermedades maternas: diabetes, hipertensión arterial, infección transplacentaria (sífilis, malaria, listeriosis, citomegalovirus), consumo de drogas.

❖ **Malformaciones congénitas (16,5%).**

- Sugerentes de defectos cromosómicos: síndrome de Turner, trisomías 13, 18, 21.
- Malformación de un órgano o sistema: defectos del tubo neural, defectos cardíacos, defectos en

riñón, displasias músculo-esqueléticas, otros defectos congénitos.

❖ **Infecciones ascendentes (16,1%).**
- rotura prematura de membranas, corioamnionitis clínica, infección del tracto genital inferior, metrorragia, síndrome de infección del saco amniótico.

❖ **Traumatismo del parto (2,2%).**

❖ **Hidrops fetal (1,4%)**
- **Inmune** por isoinmunización generalmente al factor Rh, madre Rh (-) altamente sensibilizada, con los siguientes hallazgos fetales: hidrops, hepatoesplenomegalia, palidez y placenta hidrópica.
- **No inmune** causado por: infecciones transplacentarias (sífilis, Listeria monocytogenes y parvovirus). Defectos cromosómicos: síndrome de Turner, trisomías 13, 18, 21, embarazo gemelar, otras anomalías congénitas y otras causas no precisadas.

❖ **Causas desconocidas (20,8%)**:

- No determinadas: sugerencia de trombofilias, embarazo postérmino, embarazo con prematuro <750 g.
- No clasificables.

1.4.-CLASIFICACIÓN SEGÚN EDAD GESTACIONAL:

En un mismo estudio (4) se analizaron las causas primarias por edad gestacional y los resultados se pueden ver detalladamente en la tabla 3. Las principales causas en las gestaciones menores a 30 semanas fueron: la infección ascendente en un 33,3% (56,3% por síndrome de infección del saco amniótico), patología placentaria un 17,7 % y anomalías congénitas un 15,6%. Entre las 30 y 36 semanas de gestación las principales causas de muerte fetal fueron: patología placentaria un 34,8% (insuficiencia un 15,2%), anomalías congénitas un 24,1% e hipertensión arterial un 10,7%. En la gestación de término las causas más frecuentes fueron: patología placentaria un 19,7%, causas no clasificables un 22,5%, causas no determinadas un 15,5% y patología de cordón un 11,3%.

Tabla 3

CAUSAS PRIMARIAS Y EDAD GESTACIONAL A LA MUERTE FETAL

Causas	22-29 semanas (n=96)	30-36 semanas (n=112)	37-42 semanas (n=71)
Patología placentaria	17 (17,7%)	39 (34,8%)	14 (19,7%)
Patología del cordón	0	4 (3,6%)	8 (11,3%)
Hipertensión arterial	8 (8,3%)	12 (10,7%)	4 (5,6%)
Diabetes	0	1 (0,9%)	6 (8,5%)
Infección transplacentaria	3 (3,1%)	2 (1,8%)	1 (1,4%)
Anomalías congénitas	15 (15,6%)	27 (24,1%)	4 (5,6%)
Infección ascendente	32 (33,3%)	7 (6,3%)	6 (8,5%)
Traumatismo del parto	4 (4,2%)	1 (0,9%)	1 (1,4%)
Hidrops	2 (2,1%)	2 (1,8%)	0
Consumo drogas	1 (1,0%)	0	0
No determinadas	4 (4,2%)	6 (5,4%)	11 (15,5%)
No clasificables	10 (10,4%)	11 (9,8%)	16 (22,5%)

2. FACTORES DE RIESGO.

2.1.- BIOLÓGICOS:

Edad materna: el período entre los 20 y 29 años de edad materna es el más adecuado para la reproducción humana. El riesgo es relativamente alto en aquellas con menos de 20 años, sobre todo si la edad es inferior a los 15 años. Entre los 30 y 40 años aumenta el riesgo y a partir de los 40 años la mortalidad perinatal se incrementa tres veces. Las embarazadas adolescentes se asocian a un estilo de vida y a una problemática social que pueden afectar al embarazo, mientras que las mujeres mayores a 40 años tienen un mayor riesgo de anomalías genéticas, de tener bebés de bajo peso o padecer enfermedades crónicas que pueden influir en el embarazo (6).

Antecedentes de muerte perinatal: las mujeres con antecedente de una muerte perinatal muestran una tendencia al parto inmaduro y el recién nacido tiene un riesgo de mortalidad dos veces mayor que los nacidos de madres sin antecedentes (7).

2.2.- SOCIALES Y AMBIENTALES:

Estado civil: la madre soltera tiene más probabilidades de tener un parto pretérmino y una mortalidad perinatal más alta, pues habitualmente se encuentra en una condición socioeconómica más favorable.

Intervalo entre embarazos: un intervalo inferior a 6 meses se asocia a una mayor tasa de mortalidad perinatal, sin embargo, un intervalo largo no se asocia a un número mayor de muertes. Se considera adecuado un intervalo de 2 años entre el final del embarazo y el comienzo de otro.

Trabajo materno durante el embarazo: dependiendo de la duración de la jornada de trabajo, las posturas corporales adoptadas en él y la ausencia de períodos de descanso pueden variar los resultados de mortalidad perinatal.

Nivel socioeconómico: las clases sociales más desfavorecidas tienden a quedarse embarazadas más jóvenes, a tener un mayor número de hijos y a no usar los servicios sanitarios adecuadamente.

Alcoholismo y consumo de drogas: el consumir alcohol y otras drogas durante el embarazo afecta a la tasa de mortalidad fetal, al bajo peso del recién nacido, a los abortos espontáneos y las complicaciones perinatales.

Nutrición materna: la malnutrición materna afecta al desarrollo fetal y a la morbimortalidad perinatal (parto pretérmino, bajo peso al nacer), pero la ganancia excesiva de peso durante el embarazo también supone uno de los principales factores de complicaciones perinatales.

Falta de controles prenatales: las mujeres que no tienen una adecuada asistencia médica desde el comienzo del embarazo se asocian a una mayor tasa de morbimortalidad perinatal. (8)

2.3.- FETALES:

Sexo: la mortalidad perinatal es mayor en los recién nacidos varones.

Gemelaridad: las elevadas tasas de mortalidad perinatal en los embarazos gemelares son debidas en gran parte al bajo peso al nacer. En los embarazos monoamnióticos es muy elevada la mortalidad por el riesgo de patología del cordón umbilical.

Alteración cromosómica.

Peso al nacer: el bajo peso al nacimiento es el principal factor relacionado con el riesgo de muerte perinatal. (9)

REFERENCIAS BIBLIOGRÁFICAS

1. Organización Panamericana de la Salud. Clasificación Estadística Internacional de Enfermedades y Problemas Relacionados con la Salud- CIE- 10. Washington DC. OPS. 2008.

2. Protocolo muerte fetal anteparto. Obstetricia. Sociedad Española de Ginecología y Obstetricia. 2008.

3. Cabero Ll, Sánchez MA. Protocolos de medicina materno-fetal. Cátedra de Obstetricia y Ginecología. Hospital Universitario Materno-Infantil Vall d´Hebron. Barcelona. 2009; 241-242.

4. Ovalle A, Kakarieka E, Correa A, Vial MT, Aspillaga C. Estudio anatomoclínico de las causas de muerte fetal. Rev Chil Obstet Ginecol. 2005; 70 (5): 303-312.

5. Ariel R, Esteban J, Fabricio M. Muerte fetal intrauterina. Revista de Posgrado de la Via Cátedra de Medicina. 2008 dic.; 188.

6. Lamote de Grignon A. Análisis de la mortalidad perinatal en España, 1975-1985. Tesis doctoral. Facultad de medicina, universidad de Zaragoza. 1990.

7. Amon E, Anderson G, Sibai B, Mabie W. Factors responsable for preterm delivery of the inmature newborn infant. Am. J. Obstet. Gynecol, 1987; 156.

8. Gonzalez-Merlo J, Del Sol JR. Mortalidad perinatal. Obstetricia.4ªed Masson. 2003; 642-662.

9. Jofré ME. Muerte fetal embarazo detenido y retenido. Primera Cátedra de Obstetricia y Perinatología. 2007.

CAPÍTULO 3

DIAGNÓSTICO Y EVOLUCIÓN ANATÓMICA TRAS LA MUERTE FETAL

1.- DIÁGNOSTICO DE MUERTE FETAL

1.1.- SIGNOS Y SÍNTOMAS CLÍNICOS DE SOSPECHA:

Entre los **síntomas** que hacen sospechar a la embarazada de que algo va mal, el cese de los movimientos fetales suele ser la causa principal de acudir a la consulta, aunque muchas lo hacen después de un día de no sentir los movimientos. A nivel general, la mujer puede experimentar escalofríos, mal estado general, presentimientos maternos, sensación de vacío, amargor de boca, desaparición de nauseas y vómitos, disminución de la tensión en los senos, entre otros (1) (2).

Existen varios **signos locales** que se observan en la exploración física que hacen sospechar de muerte fetal son (3):

- Ausencia de foco audible de latido cardíaco fetal: puede ser orientativo ya que se puede deber a un error en la auscultación.

- Falta de ganancia ponderal.
- Líquido amniótico: la visualización de éste a partir de la segunda mitad del embarazo puede ser útil. Si el feto ha muerto recientemente, en la mayoría de los casos estará teñido de meconio, pero si la muerte ha sido varios días antes es de color sanguinolento incluso achocolatado.
- de color achocolatado.
- Desaparición de movimientos fetales.
- Si han pasado varios días de la muerte:
  - Regresión del fondo uterino y disminución del perímetro abdominal.
  - Al presionar la mama puede extraerse calostro.
  - La percepción de las partes fetales es poco clara y los polos son imprecisos.
  - La cabeza fetal puede dar sensación de crepitación (signo de Negri).
  - Mediante el tacto vaginal se detecta que la cabeza está mal acomodada y el peloteo fetal no se produce con facilidad.

1.2.- SIGNOS ECOGRÁFICOS O DE CERTEZA:

La ecografía ha sustituido en los últimos años a la exploración radiológica para diagnosticar a la muerte fetal

(3). Es el único método que establece de manera exacta la muerte fetal desde las primeras semanas de gestación, ya que a partir de las 7 semanas aparece el latido cardíaco fetal y a las 8-9 semanas los movimientos fetales. El bajo costo, su facilidad de aplicación y su accesibilidad, hacen que la ecografía sea el mejor método diagnóstico de muerte fetal.

Los signos ecográficos de muerte fetal son (4):

- Ausencia del latido cardíaco: es preciso visualizar la cavidad cardíaca inerme o el tórax sin que exista actividad cardíaca en su interior.
- Ausencia de movimientos fetales.
- A medida que aumenta el tiempo desde la muerte: colapso de cráneo por superposición de las suturas craneales, engrosamiento del cuero cabelludo, derrame pleural y peritoneal, anasarca fenómenos debidos a la extravasación de líquido, gas intrafetal.
- Si el feto muerto se retiene durante un tiempo y la maceración avanza, los contornos aparecen mal definidos de la estructura fetal por penetración de líquido amniótico.

1.3.- SIGNOS RADIOLÓGICOS:

Hace unos años, ante la sospecha de muerte fetal, la radiografía era la prueba imprescindible. El diagnóstico de muerte fetal se basaba en (2) (5):

- **CABEZA:**
  - En el acabalgamiento de los parietales (signo de Spalding). Ocurre entre 2 y 14 días después de la muerte fetal.
  - Signo del halo: puede verse en las 48h primeras tras la muerte y se debe al acúmulo de líquido extravascular entre los huesos del cráneo y el cuero cabelludo. Se presenta en el 30-90% de los casos y se realiza diagnóstico diferencial con el hidrops.
  - La asimetría cefálica (signo de Horner).
  - Signo de la boca abierta (Brackeman).

- **TÓRAX:**
  - La presencia de gas en el tracto digestivo (signo de Robert: el gas es el producto de la descomposición de la sangre fetal).

o El colapso de la caja torácica con derrumbamiento de la parrilla costal.

- **COLUMNA:**
  o La hiperextensión de la columna vertebral.
  o Apelotonamiento (signo de Hartley).

1.4.- ANÁLISIS HORMONALES:

El estudio de los metabolitos fetales y placentarios se encuentra en desuso por su escasa sensibilidad y especificidad. Éstos pueden ayudar al diagnóstico de la muerte fetal pero no lo confirman (1). Entre éstos podemos encontrarnos con:

- Los niveles hormonales van disminuyendo conforme pasan los días de la muerte fetal: los estrógenos, progesterona, gonadotropina coriónica humana.
- La determinación de la alfa-fetoproteína materna del suero puede estar elevada antes y después de la muerte fetal (un 70% de las veces).

2.- EVOLUCIÓN ANATÓMICA TRAS LA MUERTE FETAL.

Las alteraciones postmortem dependen de la época de la muerte fetal. Tras la muerte del feto, y cuando no se produce su expulsión y permanece retenido en el interior del útero, se producen cambios en su organismo que se pueden presentar en varias fases: disolución, momificación, maceración, putrefacción, esqueletización y petrificación (1) (2):

- **Disolución**: ocurre cuando el embrión muere antes de los 2 meses.
- **Momificación**: puede producirse durante el tercer y el cuarto mes de embarazo. El líquido amniótico se reabsorbe, el feto se deseca y la piel se arruga y se pliega sobre los huesos. El feto adquiere un color gris.
- **Maceración**: suele presentarse después del quinto mes y se clasifica en tres grados según las lesiones existentes que permiten aproximar los días transcurridos desde la muerte fetal:
  - **Primer grado:** los tejidos se inhiben y ablandan, apareciendo flictenas en la epidermis con vesículas llenas de líquido serosanguinolento. Ocurre desde el 3er al 8º día después de la muerte fetal.

- o **Segundo grado**: desprendimiento epidérmico, líquido amniótico sanguinolento por rotura de vesículas, las suturas y tegumentos de la cabeza empiezan a reblandecerse y a deformarse. Se presenta desde el 9º al 15 día después de la muerte fetal.
- o **Tercer grado:** epidermis desprendida, vísceras reblandecidas, la descamación afecta a la cara, los huesos del cráneo dislocan y crepitan (signo de Negri), hay destrucción de glóbulos rojos, infiltración de las vísceras, cavidad pleural y peritoneal, la placenta y el cordón sufren las mismas transformaciones y el amnios y corion adquieren color achocolatado. Se presentan a partir del 15º día.

1. **Putrefacción:** ocurre muy raramente. Suele ser producida por gérmenes anaerobios productores de gases que distienden al feto (enfisema fetal difuso) y el útero (fisómetra). En estos casos pueden producirse embolias sépticas y la muerte de la madre.

2. La **esqueletización y la petrificación** son procesos excepcionales.

REFERENCIAS BIBLIOGRÁFICAS

1. Fabre E. Manual de asistencia a la patología obstétrica. Medicina perinatal de la Sociedad Española de Ginecología y Obstetricia. 1997; 947-972.

2. Orlando R, et al. Muerte fetal. Obstetricia y Ginecología. La Habana: ciencias médicas. 2004; 23.

3. Protocolo muerte fetal anteparto. Obstetricia. Sociedad Española de Ginecología y Obstetricia. 2008.

4. Cabero Ll, Sánchez MA. Protocolos de medicina materno-fetal. Cátedra de Obstetricia y Ginecología. Hospital Universitario Materno-Infantil Vall d´Hebron. Barcelona. 2009; 241-244.

5. Jofré ME. Muerte fetal embarazo detenido y retenido. Primera Cátedra de Obstetricia y Perinatología. 2007.

CAPÍTULO 4

CONDUCTA TRAS EL DIAGNÓSTICO DE MUERTE FETAL

Tras el diagnóstico de la muerte fetal es de suma importancia entender el impacto emocional que este hecho tiene sobre los futuros padres, para apoyarlos de forma adecuada. Es esencial el respeto hacia su duelo.

Tras la muerte de un feto pueden desarrollarse complicaciones potencialmente graves como la corioamninitis o las coagulopatias. Excepto si se produce un DDPNI las coagulopatías no suelen aparecer hasta transcurridas dos o tres semanas de la muerte fetal (1)

La conducta obstétrica se basa en:

- Control materno, para prevenir los efectos negativos de la muerte fetal.
- Finalización de la gestación
- Identificación etiológica del proceso.
- Orientación ante futuras gestaciones

1.- CONTROL MATERNO

Parece demostrado que cerca del 25% de las mujeres que tienen un feto muerto durante más de cuatro semanas mostrarán alteraciones significativas en su sistema de coagulación siendo las más relevantes la hipofibrinogenemia, una elevación moderada en los productos de degradación de la fibrina y trombocitopenia (2) (3) (4).

Aunque la fisiopatología no está bien establecida, se considera que la tromboplastina tisular, liberada por el feto muerto hacia la circulación materna, es la responsable de la activación de la vía extrínseca de la coagulación, con consumo de factores, sobre todo el V, VII, fibrinógeno, protrombina y plaquetas (2). No parece que la fibrinolisis contribuya de forma significativa al proceso, porque los antifibrinolíticos no aportan beneficios importantes.

La probabilidad de que se desarrolle una hipofibrinogenemia guarda relación con la duración de la retención del feto muerto en el útero (2) (5). El fibrinógeno plasmático en general comienza a descender a partir de los 20 días de muerto y retenido el feto. Si la causa del óbito fue una eritroblastosis, esta caída puede iniciarse desde los 7 días. Los valores del fibrinógeno durante el embarazo son alrededor de 450mg/dl. A partir de los 30 días el fibrinógeno puede descender por debajo de los niveles hemostáticos (menos de 100 mg/dl), con aparición de hemorragias. En esta última situación, y a continuación de la expulsión del feto, la hemorragia puede ser incoercible y sólo se domina con la administración de plasma fresco, plaquetas y crioprecipitados y, en casos extremos, con la histerectomía (2). Salvo en estos casos graves, de ordinario, el nivel de fibrinógeno retorna a la normalidad dentro de las 48 horas posteriores al parto.

La infección ovular es poco frecuente, aunque su incidencia aumenta cuando existe una rotura de las membranas amnióticas. Abandonada a su evolución, puede generar en la madre una sepsis letal por embolismo séptico y gaseoso (2)

La muerte fetal intraútero puede terminar en muerte materna no sólo por alteraciones de la coagulación sino, a veces, por causas relacionadas con la finalización de la gestación (2). Se han documentado óbitos maternos por perforación uterina, embolia de líquido amniótico horas después de haberse instilado una solución hipertónica en el útero, sepsis después de legrado con retención de partes fetales, insuficiencia cardiaca después de haber administrado prostaglandinas a una cardiópata o hepatitis postransfusional.

Para realizar el diagnóstico precoz de las complicaciones maternas:

- Control de constantes: temperatura, TA, frecuencia cardíaca.

- Se debe solicitar un hemograma, plaquetas, recuento y fórmula junto con un estudio urgente de coagulación, incluido niveles plasmáticos de dímero D, fibrinógeno y PDF si proceden.

El nivel plasmático de fibrinógeno es el valor más útil para el diagnóstico de la coagulación intravascular diseminada subclínica (1). El paso de tromboplastina tisular del feto hacia la circulación materna puede activar la vía extrínseca de la coagulación y provocar una coagulopatía. La probabilidad de que ésta tenga lugar está en relación con la duración de la retención del feto muerto en el útero materno. Es infrecuente antes de las 4 semanas, pero ello no exime de la obligatoriedad de realizar un estudio de coagulación en cuanto se diagnostique la muerte fetal.

El diagnóstico de corioamnionitis o un nivel de fibrinógeno <100-200 mg/dl son criterios para finalizar la gestación de forma inmediata (1).

Deben evitarse los diagnósticos etiológicos precipitados. Hay que dejar bien claro que contemplamos varias posibles causas para la muerte, pero que solo tras el estudio exhaustivo postparto podremos llegar a un diagnóstico definitivo. Se debe introducir el tema de la necropsia en cuanto la conversación lo permita, para ahorrar la brusquedad de la solicitud postexpulsivo.

2.- FINALIZACIÓN DE LA GESTACIÓN

El inicio espontáneo del parto tras una muerte fetal intraútero ocurre en el 80% de las gestantes durante las dos o tres semanas que siguen a la pérdida del feto (1) (6). Este periodo de latencia es, en general, más corto cuanto más cerca se esté de finalizar la gestación (1). No obstante, en un estudio de cohortes,(7) se pudo comprobar que el parto que se inicia más de 24 horas después del diagnóstico de la muerte fetal, conlleva un aumento de la ansiedad materna en comparación con los que se inician más precozmente (nivel evidencia II, grado de recomendación B). Por ello, y por la repercusión sobre la coagulación materna, parece recomendable finalizar la gestación lo antes posible tras haber confirmado la muerte fetal.

Tras comprobar que la coagulación materna sea normal, se puede demorar unas horas la inducción para permitir a la familia superar el shock inicial tras recibir la noticia. Se debe tener una especial atención en minimizar la angustia de la paciente y optimizar su confort en cuanto sea posible.

En la gestación con feto muerto la vía vaginal debe ser de elección para finalizar la gestación, tanto para fetos en presentación cefálica como en podálica. La situación transversa en gestaciones avanzadas se debe intentar convertir en longitudinal tras evaluar los riesgos de la versión. La cesárea se debe reservar para indicaciones maternas (6).

- La **Oxitocina:** es de elección en la inducción del parto, cuando el índice de Bishop es favorable >7. Se debe optar por la vía intravenosa.
- Las **Prostaglandinas:** es el fármaco de elección cuando el cuello no está maduro. Tradicionalmente se ha utilizado la **E2**, pero el **misoprostol**, presenta una eficacia superior. Sin embargo, como la indicación de inducción del parto no está actualmente recogida en su ficha técnica, el misoprostol se ha de utilizar como uso compasivo. Su uso se ha investigado en obstetricia y ginecología, especialmente para inducir abortos en el primero y segundo trimestre (8) (9), para la inducción del trabajo de parto (10) (11) y para la prevención de la hemorragia posparto (12) a pesar

del hecho de que no se ha registrado para dicho uso.

El misoprostol se puede administrar por vía oral o vaginal. Por la vía vaginal tiene menos efectos secundarios y acorta el tiempo hasta el parto. Aunque existen diferentes pautas, todas ellas con una efectividad similar, en general suelen tener en cuenta el tamaño uterino o la edad de gestación (13) (14):

- <13 sem :   400mcg/ 24 h, vía vaginal (abortos diferidos)
- Entre las 13 y 17 semanas: 200 Eg / 6h (dosis máxima diaria: 1600 Eg)
- Entre las 18 y 26 semanas: 100 Eg / 6h (dosis máxima diaria: 800 Eg)
- 27 semanas ó más: 25-50 Eg / 4h (hasta 6 dosis)

El empleo de prostaglandinas aumenta el riesgo de rotura uterina, especialmente en el caso de cicatriz previa, por lo que es recomendable el control de la dinámica. Cuando se usa el misoprostol para la inducción de un parto en una gestante con cicatriz uterina previa, el riesgo es bastante elevado, por lo que en la actualidad se recomienda el uso de dosis reducidas en tales casos (13) (14).

- La **ergometrina** y la **prostaglandina F2 alfa:** tros fármacos uterotónicos que podrían funcionar incluirían la

- La **mifepristona**, un antagonista de la progesterona es importante en la interrupción de los embarazos tempranos no deseados y puede ser útil en los embarazos no viables y en abortos espontáneos (15) (16), sola o en combinación con prostaglandina (17).
- El **metotrexato** puede ser útil en el tratamiento médico del embarazo ectópico y, por lo tanto, también cumple una función en el tratamiento de los embarazos intrauterinos no viables.

ASISTENCIA AL PARTO DE UN FETO MUERTO

Saber empatizar con la familia y ofrecer apoyo y respeto durante todo el proceso, debe ser prioritario para todo el equipo multidisciplinar que atienda a la pareja.

Se favorecerá la atención en una sala de partos individual y la presencia de una persona de confianza de la parturienta. La analgesia de elección es la epidural. Se realizará un uso lo más restrictivo posible de la episiotomía.

Después del parto, los padres y otros familiares deben permanecer con el recién nacido tanto tiempo como requieran, ya que ello implica beneficios de orden psicológico (nivel evidencia II, grado de recomendación B) (7). Se debe administrar inmunoglobulina anti-D si la gestante es Rh negativa y se debe inhibir la lactancia. Si la madre está bien física y psicológicamente se debe favorecer el alta precoz, dándole una cita para consejo reproductivo cuando finalice el puerperio (18).

La recuperación física materna tras el expulsivo es similar a la de cualquier otro parto, aunque en estos casos, el dolor del alma es tan inmenso que empequeñece los dolores corporales.

3.- ESTUDIO ETIOLÓGICO DE LA CAUSA DE LA MUERTE FETAL

Pese a la gran trascendencia de una muerte fetal, resulta sorprendente la escasa literatura científica de calidad acerca de la sistemática a seguir ante este evento. Aunque la conveniencia del uso de un protocolo de estudio es universalmente aceptada (nivel de evidencia II, grado de recomendación B) (19), y está demostrado que su utilización disminuye el número de muertes inexplicadas (20), actualmente no existe acuerdo sobre el mejor protocolo diagnóstico. Existe una gran divergencia sobre las pruebas recomendadas como rutinarias y aquellas reconocidas como complementarias, aunque la rentabilidad del estudio anatomopatológico de feto y placenta está bien documentada (21) (22).

Dada la importancia de la muerte fetal en nuestra sociedad y el impacto que ello supone, parece razonable realizar un estudio lo más detallado posible, orientado prioritariamente al estudio de las causas más frecuentes así como al de las causas evitables (13). En la medida de lo posible debemos intentar dilucidar el origen de la muerte, catalogando la causa como cierta, probable o posible. Igualmente debemos valorar la evitabilidad de la misma para mejorar la asistencia en casos similares y poder asesorar a la gestante ante futuras gestaciones.

3.1.- Hª clínica y pruebas al ingreso:

Una anamnesis sobre antecedentes familiares, personales y obstétricos. Esta anamnesis estará orientada a detectar factores de riesgo o posibles causas de la muerte. Los datos deben quedar claramente reflejados en la historia clínica.

• <u>Antecedentes familiares</u>: se debe preguntar por enfermedades heredo-familiares, abortos recurrentes, defectos congénitos, cromosomopatías, enfermedad tromboembólica, familiares con algún tipo de retaso mental y casos de consanguinidad.

• <u>Antecedentes personales</u>: se deben recoger toxicomanías, tabaquismo, diabetes, hipertensión, anemia grave, trombofilia, epilepsia, enfermedad tromboembólica, neuropatías, enfermedades autoinmunes, enfermedades tiroideas o cardiopatías congénitas.

• <u>Historia obstétrica</u> en la que se tendrá en cuenta: la pérdida gestacional o retraso de crecimiento intraútero en gestación previa, el mal control gestacional, gestación múltiple, diabetes, estados hipertensivos del embarazo, retraso de crecimiento intraútero, feto macrosómico, infección, colestasis gravídica, defectos congénitos, cromosomopatías, traumatismo abdominal, parto pretérmino, rotura prematura de membranas, desprendimiento de placenta o hemorragia feto-materna durante la gestación actual.

<u>Otros factores de riesgo</u> a considerar son: edad materna avanzada, nuliparidad, paridad mayor o igual a tres, obesidad antes de la gestación definida como un IMC >25, clase socio-económica baja o las infecciones del tracto genital (19).

3.2.- Pruebas complementarias:

- <u>Ecografía</u> para valorar la presentación fetal, la presencia de anomalías anatómicas mayores, el volumen de líquido amniótico y las características de la placenta (23).
- <u>Hemograma y estudio de coagulación</u>.

- <u>Serologías</u> de toxoplasma, rubéola, citomegalovirus, herpes virus, parvovirus, VIH, cribado de sífilis y cultivo de listeria (19). Un 5% de las gestantes pueden tener IgM positivas frente a alguna infección. Sin embargo, la confirmación de que una infección es la responsable de la muerte fetal tras el estudio de la placenta o necropsia parece menos probable (23).
- <u>Anticuerpos anti-grupo sanguíneo</u>.
- <u>Sobrecarga oral de glucosa</u> (19) (24).
- <u>Estudio de la función tiroidea</u> (24).
- <u>Estudio toxicológico</u>. Si la historia clínica o el examen físico así lo aconseja. Se suele realizar con orina materna, pero es posible la determinación de metabolitos estables en meconio o pelo fetal (13).
- <u>Prueba de Kleihauer-Betke</u>. Para valorar el volumen de sangre fetal que se encuentra en la circulación materna. Puede resultar positiva en un 5-15% de las muertes fetales sin causa aparente y en un 3-5% de todas las muertes fetales (1) (23). Se debe realizar lo más precozmente posible tras el diagnóstico, pero no se modifica de forma significativa si se realiza en el puerperio inmediato, salvo que el parto se haya sido por cesárea (4). El diagnóstico de hemorragia feto-materna puede darse como seguro si la prueba confirma una tasa de hematíes fetales superiores al 0,2% en sangre materna, habiéndose producido la

muerte fetal como máximo durante las 24-48 horas previas y existen además signos clínicos o placentarios de anemia fetal (18).

- <u>Estudio de trombofilias</u>. El estudio incluye anticuerpos anticoagulante lúpico, anticardiolipina, antitrombina, proteína C y S, factor V de Leiden, mutación del factor II e investigación de hiperhomocisteinemia (13). Este estudio es complejo y se puede valorar la idoneidad de ser realizado por un hematólogo. Los anticuerpos anticoagulante lúpico y anticardiolipina llegan a ser positivos en un 10-15% de las gestantes con feto muerto de causa desconocida (23). La importancia de su determinación radica en que los anticuerpos antifosfolípido originan un estado de hipercoagulabilidad en la circulación uteroplacentaria que puede ser prevenido en futuras gestaciones.
- <u>Investigación de trombopenia aloinmune.</u>
- <u>Cariotipo a ambos progenitores</u>. Sólo se realizará en caso de abortos de repetición o cuando fetos o recién nacidos previos o el actual tengan algún defecto congénito (13).
- <u>Electroforesis de hemoglobina</u>. Sólo en caso de feto hidrópico, madre anémica o sospecha de talasemia alfa (19).

3.3.- Conducta en el momento del parto:

• Resulta imprescindible la <u>inspección cuidadosa del feto</u> (sexo, peso, maceración, color, anomalías visibles), placenta (peso, color, coágulos, anomalías estructurales, edema, infartos), membranas (color, grosor), cordón umbilical (número de vasos, longitud, prolapso, gelatina de Wharton, procidencia, circulares, hematomas, estenosis) y líquido amniótico (color, consistencia y volumen) (6). Todo ello debe quedar claramente reflejado en la historia clínica. El 25% de los recién nacidos muertos tienen alguna anomalía detectable por la inspección y el no realizar dicha inspección conlleva una pérdida del 4% de los diagnósticos (25).

• Siempre se debe realizar un <u>estudio anatomopatológico de la placenta</u>. Un
estudio sobre coste-efectividad revela que la prueba aislada más importante para detectar la causa de la muerte es la necropsia fetal, seguida del estudio de la placenta (23). El estudio placentario se considera pues complementario de la autopsia fetal. Del análisis de dos estudios prospectivos se deduce que los hallazgos placentarios confirman los datos clínicos y/o de la necropsia hasta en un 95% y son diagnósticos en un 23-46% de los casos (21).

• Se ofrecerá realizar la <u>necropsia del feto</u>, para lo cual se requiere el consentimiento de los padres. El valor de la necropsia fetal es indiscutible y, como hemos visto, es la mejor prueba diagnóstica aislada. Con los cinco estudios retrospectivos disponibles, los hallazgos de la necropsia confirman la clínica entre el 29-89% de los casos, ocasionan un cambio diagnóstico en el 11-38% y aportan información adicional útil en 3-24% (21). Con el fin de aumentar la rentabilidad del estudio anatomopatológico, el RCOG y el Colegio de Patólogos Británicos, redactaron unas recomendaciones en el año 2001 relativas al protocolo de estudio y criterios de calidad (26). En el supuesto

de que los padres no consientan la realización de la necropsia, puede ser

especialmente importante tomar fotografías del feto o realizarle radiografías. En este caso también se ha sugerido la realización de una RNM (24) (26)

• Se valorará la idoneidad de realizar un <u>estudio cromosómico o genético al feto</u>

ante la presencia de malformaciones congénitas, CIR, hidrops, genitales ambiguos o rasgos dismórficos (1) (19). El riesgo de cromosomopatías en fetos muertos sin rasgos dismórficos, probablemente es de alrededor del 5% (27). Aunque las tasas más altas de éxito se obtienen recogiendo líquido amniótico mediante una amniocentesis realizada en el momento del diagnóstico de la muerte fetal (éxito del 82-92%), otras posibles muestras son 3 ml de sangre fetal obtenida del cordón o por cardiocentesis y conservadas en un tubo estéril con heparina o un fragmento de placenta de 1 cm2 recogido de debajo de la inserción del cordón (éxito del 60%) y conservada en medio estéril específico o en suero salino (25). Las muestras se deben recoger tan pronto como sea posible, de forma estéril y se deben conservar a temperatura ambiente (28).

A pesar de que los mejores resultados se obtienen cuando la investigación es completa, este protocolo de estudio puede considerarse secuencial, de modo que cuando se encuentre la causa de la muerte fetal, no se realicen más pruebas (29). Casi todos los protocolos coinciden en señalar la utilidad de la necropsia, del estudio placentario, del cariotipo, del estudio de grupo, de algunas serologías, del test de Kleihauer-Betke, de la historia clínica detallada y de la inspección cuidadosa del feto y anejos ovulares, pero la relación coste-efectividad de las demás pruebas es controvertida (13) (20) (22).
La aproximación secuencial tiene la ventaja de ser más barata y de evitar ansiedad por resultados que salgan positivos sin ser causantes de la muerte fetal, pero tienen el inconveniente de no detectar nada más que una causa, que puede no ser la única, o de no detectar la posible

interacción de varias causas o factores de riesgo (20). Un estudio realizado en 2001 (30) aportó modificaciones en el cuidado perinatal modificando la actitud ante el diagnostico en algunos casos y disminuyendo la recurrencia hasta en un 42% de las perdidas perinatales.

En la prevención de la muerte fetal es necesario controlar los factores de riesgo de la misma, descritos con anterioridad. Es muy importante valorar la causa de la muerte fetal previa y analizar de manera crítica la calidad de la asistencia prenatal. Debe existir en cada centro un Comité de Mortalidad Perinatal encargado de revisar cada muerte fetal, clasificarla, evaluar la evitavilidad emitir recomendaciones y publicar datos (26) (31)

Debemos de concienciarnos de la necesidad de registrar el número y la causa de las muertes ya que las tasas de mortalidad son esenciales para identificar los problemas dentro del sistema de asistencia sanitaria (32).

4.- CONSEJO REPRODUCTIVO

Una vez trascurrida el puerperio, se debe realizar una visita médica para comunicar los resultados preliminares del estudio, valorar la evolución física y la necesidad de ayuda psicológica adicional. Esta visita es de gran apoyo para reducir la ansiedad y resolver dudas pendientes.

El establecimiento de una causa clara de la muerte fetal ayuda a la pareja en dos sentidos: disipa temores o culpabilidades pasadas y favorece un adecuado enfoque para una nueva gestación (31). No se debe recomendar un nuevo embarazo hasta que no se haya producido la recuperación física y psicológica completa. Así como se debe hacer hincapié en la importancia de esperar a tener los resultados de todo el estudio completo antes de buscar un nuevo bebé.

El embarazo que sigue a una muerte fetal se considera de alto riesgo. La posibilidad de recurrencia varía según la causa de la muerte, siendo mayor en enfermedades con componente hereditario, en patologías mantenidas, casos relacionados con prematuridad, insuficiencia placentaria o en muertes precoces (7) (33). Cuando la causa de la muerte no ha podido ser esclarecida, se estima un riesgo empírico de recurrencia del 3%, que se eleva al 11% en casos de dos muertes fetales (34). Se recomienda seguir estos embarazos de forma individualizada, prestando atención al componente emocional e intensificando las pruebas de control de bienestar fetal (23), si bien existe poca evidencia de que esto disminuya el riesgo de recurrencia de muerte fetal y sí es conocido que aumenta el riesgo de prematuridad (28). En este grupo de pacientes, la mortalidad previa (sobre todo en aquellos casos en que el óbito se produjo a término), puede generar una ansiedad excesiva al alcanzar el periodo en que tuvo lugar el citado desenlace. Por ello, en estas pacientes puede considerarse la finalización del embarazo (31).

REFERENCIAS BIBLIOGRAFICAS

1. Diagnosis and management of fetal death. ACOG Technical Bulletin n° 176. (January 1993). Int J Gynecol Obstet. 1993;42:291-9.

2. Cerqueira Dapena MJ. Muerte fetal anteparto (sine causa). In: Cabero Roura Ll, ed. Riesgo elevado obstétrico. Barcelona:Masson 1996;367-92.

3. Schwarcz RL, Duverges CA, Gonzalo Díaz A, Fescina RH. Síndrome de muerte fetal durante el embarazo (Feto muerto y retenido). In: Schwarcz RL, Duverges CA, Gonzalo Díaz A, Fescina RH eds. Obstetricia. Buenos Aires: El Ateneo, 1995;244-7.

4. Kochenour NK. Tratamiento de la muerte fetal. Clin Obstet Ginecol. (ed esp) 1987;30:303-11.

5. Wessel J, Lichtenegger W, Gerold W, Schonegg W. The course of labor intrauterine fetal death. Geburtshilfe Frauenheilkd, 1992;52:103-8.

6. Papp Z. Fetal demise. En Recommendations and Guidelines for Perinatal Medicine. World Association of Perinatal Medicine y Matres Mundis (eds). Barcelona. EGS. 2007. pp 203-7.

7. Rade mustad I, Steineck G, Nordin C, Sjogren B. Psychological complications after stillbirthinfluence of memories and immediate management: population based study. BMJ. 1996;312:1505-8.

8. Ashok PW, Penney GC, Flett GM, Templeton A. An effective regimen for early medical abortion: a report of 2000 consecutive cases. Human Reproduction 1998;13:2962-5.

9. Bugalho A, Faundes A, Jamisse L, Usfa M, Maria E, Bique C. Evaluation of the effectiveness of vaginal misoprostol to induce first trimester abortion. Contraception 1996;53:244-6.

10. Alfirevic Z. Oral misoprostol for induction of labour. In: Cochrane Database of Systematic Reviews, 2, 2001. 10.1002/14651858.CD001338.pub2.

11. Hofmeyr GJ, Gulmezoglu AM. Vaginal misoprostol for cervical ripening and induction of labour. In:

Cochrane Database of Systematic Reviews, 1, 2003. 10.1002/14651858.CD000941.

12. Gulmezoglu AM, Forna F, Villar J, Hofmeyr GJ. Prostaglandins for prevention of postpartum haemorrhage. In: Cochrane Database of Systematic Reviews,
1, 2004. 10.1002/14651858.CD000494.pub2.

13. Silver RM. Fetal death. Obstet Gynecol. 2007;109:153-67.

14. Misoprostol in Obstetrics and Gynaecology. Clinical guideline. Expert Group convened by WHO. Disponible en www.misoprostol.org/File/guidelines.php

15. Baulieu E, Ulmann A. Antiprogesterone activity of RU-486 and its contragestive and other applications. Human Reproduction 1986;1:107-10.

16. Kovacs L, Sas M, Resch BA, Ugocsai G, Swahn ML, Bygdeman, et al. Termination of very early pregnancy by RU 486--an antiprogestational compound. Contraception 1984;29(5):399-410.

17. Cameron IT, Michie AF, Baird DT. Therapeutic abortion in early pregnancy with antiprogestogen RU486 alone or in combination with prostaglandin analogue
(gemeprost). Contraception 1986;34(5):459-68.

18. Serra B, Mallafré J. Muerte fetal anteparto sin causa justificada. En Obstetricia y Medicina Materno-Fetal. Cabero L, Saldivar D, Cabrillo E (editores). Ed. Panamericana. Madrid. pp 961-4. 2007.

19. Stillbirth and bereavement: guidelines for stillbirth investigation. SOGC Clinical Practice Guidelines. J Obstet Gynaecol Can. 2006;28:540-5.

20. Silver RM, Varner MW, Reddy U, Goldenberg R, Pinar H, Conway D et al. Work-up ofstillbirth: a review of evidence. Am J Obstet Gynecol 2007;196:433- 44.

21. Corabian P, Scott A. Protocols for stillbirth investigation. Health Technology Assessmentm (HTA) database, series 36, 2006.

22. Corabian P, Scott NA, Lane C, Guyon G. Guidelines for investigating stillbirths: an update of a systematic review. J Obstet Gynaecol Can. 2007;29:560-7.

23. Incerpi MH, Miller DA, Samadi R, Settlage RH, Goodwin TM. Stillbirth evaluation: what tests are needed?. Am J Obstet Gynecol. 1988;178:1121-5.

24. Lindsey JL. Evaluation of fetal death. E-medicine 2006. Disponible en: www.emedicine.com.

25. Clinical practice guideline for perinatal mortality audit. The perinatal society of Australia and New Zealand. Perinatal mortality special interest group. 2004. Disponible en: www.psanz.org.au.

26. Fetal and Perinatal Pathology. Royal College of Obstetricians and Gynaecologist and Royal College of Pathologists. 2001. Disponible en: www.rcog.org.uk.

27. Eller AG, Branch DW, Byrne LB. Stillbirth at term. Obstet Gynecol. 2006;108:442-7.

28. Evaluation of stillbirths and neonatal deaths. ACOG Committee Opinion n° 383, October 2007. Obstet Gynecol. 2007;110:963-6.

29. Investigation and assessment of stillbirths. British Columbia Reproductive Care Program 1999. Disponible en: www.rcp.gov.bc.ca/guidelines.htm

30. Michalski ST, Porter J, Pauli RM. Costs and consequences of comprehensive stillbirth assessment. Am J Obstet Gynecol. 2002;186:1027-34.

31. Hospital perinatal mortality review committee: terms of reference. British Columbia Reproductive Care Program 1999. Disponible en: www.rcp.gov.bc.ca/guidelines.htm.

32. Pattinson RC, Say L, Makin JD, Bastos MH. Auditoría de acontecimientos críticos y retroalimentación ("feedback") para disminuir la mortalidad y la morbilidad perinatales y maternas (Revisión Cochrane traducida). En La Biblioteca Cochrane Plus, 2007 Número 4. Oxford: Update Software Ltd. Disponible en: http://www.update-software.com.
(Traducida de The Cochrane Library, 2007 Issue 4. Chichester, UK: John Wiley & Sons, Ltd.).

33. Tejerizo LC, Corredera F, Moro J, Sánchez S, Castro B. Asistencia al embarazo con feto muerto. En Manual de Asistencia a la Patología Obstétrica. Fabre E. (ed). INO Reproducciones. Zaragoza. pp 947-72. 1997.

34. Hernández JM, Puente JM. Muerte fetal anteparto sine causa. En Tratado de Ginecología, Obstericia y Medicina de la Reproducción. Cabero L (ed). Madrid. Ed. Panamericana, Vol 1. pp 959-66. 2003.

CAPITULO 5

MUERTE FETAL INTRAUTERO DE UN GEMELO

La muerte intraútero de uno de los fetos puede representar un riesgo importante para el feto superviviente, con un aumento de la morbilidad materna y morbimortalidad del gemelo vivo. El tipo de corionocidad, la edad gestacional y la etiología de la muerte darán lugar a distintas actuaciones y distintos resultados.

	Monocorial	Bicorial
Muerte intrautero del 2º GEMELO >20 SEM	12-16%	4%
Parto prematuro	40-68%	57%
Secuelas neurológicas	18-30%	1%

La muerte anteparto de uno de los gemelos se reporta en 1:184 nacimientos gemelares, otros señalan 3,7 % de frecuencia. (1) (2)

Algunos autores señalan una tasa de mortalidad del gemelo sobreviviente de 50 %, en caso de placenta monocoriónica y 0 % en placentas dicoriónicas (2) (3) (4).

Las gestaciones gemelares se acompañan de una mayor frecuencia de defectos placentarios y del cordón, inserción velamentosa y marginal, una sola arteria umbilical, vasos previos y son los gemelos monocoriónicos los más expuestos a dicho peligro, además estos pueden morir por el síndrome de transfusión intergemelar o sufrir lesiones por embolización (1) (5).

La coagulación intravascular diseminada en el sobreviviente se observa fundamentalmente cuando existen anastomosis vasculares placentarias intergemelares que permiten, a los productos hemáticos del feto muerto, llegar al vivo, especialmente si se trata de un feto macerado. Una vez más estos sucesos ocurren con mayor frecuencia en la placentación monocoriónica.

Otra complicación del embarazo gemelar es la alteración que puede ocurrir en el crecimiento de los gemelos, llamada "discordancia gemelar" y cuya causa más probable es la transfusión intergemelar, este cuadro se puede diagnosticar cuando los pesos fetales difieren en más de 1 kg, más frecuente también en las placentaciones monocoriónicas (6) (7).

1.- Síndrome de transfusión de gemelo a gemelo (STGG)

Es una enfermedad que afecta los embarazos gemelares. El diagnóstico requiere la demostración ecográfica de exceso de líquido (hidramnios) alrededor de uno de los gemelos (el receptor) y poco o ningún líquido (oligohidramnios) alrededor del otro gemelo (el donante); y la membrana de separación que cubre completamente este feto. Ambos gemelos deben tener una estructura normal. El gemelo receptor en general tiene un crecimiento adecuado para la edad gestacional, su vejiga es grande y distendida y, si está muy comprometido, presenta regurgitación tricúspide o hidropesía fetal. Por el contrario, el gemelo donante con frecuencia presenta retraso del crecimiento grave con formas de onda de Doppler de la arteria umbilical anormales.

En la actualidad, la enfermedad se clasifica con el sistema de Quintero (8) del siguiente modo:

- Etapa 1: niveles de líquido amniótico anormales con llenado vesical en el donante;

- Etapa 2: vejiga colapsada en el donante;

- Etapa 3: flujo de Doppler anormal en la arteria umbilical o el conducto venoso de cualquiera de los gemelos;

- Etapa 4: hidropesía en cualquiera de los gemelos;

- Etapa 5: muerte intrauterina de cualquiera de los gemelos.

Estas características clínicas se asocian con la muerte de uno o ambos fetos en más del 80% de los embarazos sin tratar, en particular, si los problemas surgen antes de las 28 semanas de gestación (9) (10).

Los riesgos incluyen aborto espontáneo, rotura prematura de membranas antes del trabajo de parto, trabajo de parto prematuro y retraso del crecimiento. Aunque la transfusión de gemelo a gemelo en general es un proceso gradual, puede producirse de forma repentina con la muerte de uno de los gemelos, en general el receptor. Este hecho puede resultar en la muerte del otro gemelo o en la discapacidad neurológica del sobreviviente (11) (12).

Los embarazos gemelares se producen en uno de cada 320 embarazos. Según el momento en que se implantan los embriones, la placenta puede ser bicorial biamniótica, monocorial biamniótica o monocorial monoamniótica, una descripción del patrón de las membranas. El 75% de los embarazos gemelares son monocoriales, biamnióticos. Las conexiones vasculares, denominadas anastomosis, son frecuentes en las placentas monocoriales. Estas conexiones pueden ser superficiales de arteria a arteria o de vena a vena o anastomosis profundas de arteria a vena. En la mayoría de los gemelos monocoriales, el flujo sanguíneo es equilibrado en estas conexiones. La transfusión desequilibrada del donante al receptor puede producirse en las placentas con conexiones profundas de arteria a vena, lo que causa el síndrome de transfusión de gemelo a gemelo (13)

Éste se asocia con un alto riesgo de muerte y daño y representa de un 15% a un 17% de la mortalidad perinatal general en los gemelos (14).

El resultado deficiente del STGG sin tratar resulta en la introducción de varios tratamientos, entre ellos:

- amniorreducción serial repetida;

- ablación endoscópica con láser de las anastomosis vasculares;

- septostomía amniótica;

- feticidio selectivo.

Los resultados apoyan el uso de coagulación endoscópica con láser en el tratamiento del síndrome de transfusión de gemelo a gemelo para mejorar el resultado perinatal. Dicho tratamiento no parece aumentar o reducir el riesgo de retraso del desarrollo nervioso o la deficiencia intelectual en la niñez. No parece que exista una diferencia en el resultado perinatal entre la amniorreducción y la septostomía. De hecho, la septostomía se asoció con una necesidad significativamente mayor de combinación de terapias (15) (16), incluido el láser, la oclusión del cordón y las amnioinfusiones seriales.

2.- Manejo clínico:

2.1 Manejo clínico en gestaciones monocoriales

Tras el diagnóstico de muerte fetal de un gemelo la actitud conservadora es la más extendida, ya que la complicación más frecuente en estos casos es la prematuridad (17). El seguimiento de la gestación debe incluir ecografía doppler, registro cardiotocográfico fetal y pruebas de coagulación materna de forma periódica. Actual mente la Resonancia Magnetica puede ayudar al diagnostico de lesión neurológica y a la toma de decisiones (18).

La actuación siempre debe ser individualizada, valorando siempre los riesgos y beneficios materno-fetales de interrumpir o mantener la gestación.

Si la muerte fetal ocurre con menos de 32 semanas de gestación la tendencia es mantener una actitud expectante valorando los riesgos de prematuridad y lesión neurológica. Si la muerte fetal ocurre con más de 32 semanas de gestación valorar la extracción fetal valorando el riesgo de la muerte del gemelo superviviente.

2.2 Manejo clínico en gestaciones bicoriales

Tras la confirmación del diagnostico de muerte de un gemelo la tendencia generalizada es adoptar una conducta conservadora (19). La causa de la muerte determinara la actitud médica, ante la presencia de corioamnionitis o preeclampsia se procederá a la extracción fetal para prevenir la muerte del segundo gemelo. Se recomienda control de crecimiento fetal y perfil biofísico semanal. Se debe finalizar la gestación sobre las 37 semanas y la vía vaginal será de elección, sólo se realizará a cesarea por indicación obstétrica (19).

Es importante recordar que incluso con la vigilancia más estrecha la muerte fetal podría no ser evitable (20).

3.- Otras situaciones:

3.1 Gemelo evanescente

El gemelo evanescente se describe como una gestación que en el primer trimestre fue diagnosticada como gemelar con la presencia de dos sacos gestacionales con o sin embrión y llega a termino como gestación única (21).

Con el advenimiento del ultrasonido como método auxiliar diagnóstico, de un estudio de 1 000 embarazos en el primer trimestre, se encontró una tasa de embarazo gemelar de 3,29 % donde se identificaban los 2 fetos, de estos el 21,2 % perdieron uno de los fetos, hecho conocido como fenómeno del gemelo evanescente. Este hecho puede observarse no sólo en el estado embrionario, sino que también puede ocurrir la resorción completa del producto de la concepción, en etapas más avanzadas (3) (22) (23).

El gemelo fallecido puede ser notablemente comprimido junto a la placenta y demás anejos ovulares e identificarse como *gemelo compresus* o muy aplanado por la pérdida de líquido, que constituye el feto papiráceo (3) (24) (25).

Puede presentarse una hemorragia vaginal como único signo, y el pronóstico para la gestación es bueno, independientemente de la corionicidad (17).

3.2 Secuencia TRAP o gemelo acardio

En la secuencia TRAP (twin reversed arterial perfusión), o gemelo acardio, el flujo de sangre arterial proveniente del gemelo bomba irriga en forma retrógrada las estructuras del gemelo acárdico, quien se comporta como un parásito hemo-dinámicamente dependiente y continua su crecimiento a expensas de la sangre aportada por su co-gemelo (26).

Esta anomalía ocurre con una frecuencia de 1:35,000 embarazos y en un 1% de los embarazos gemelares monocoriales (27) (28)

La presencia de anastomosis arterioarteriales y venovenosas placentarias en los gemelos monocigiticos puede llevar una perfusión reversa a través de la arteria umbilical de uno de los gemelos. En el gemelo receptor el corazón no se desarrolla o lo hace parcialmente, y el desarrollo de la parte superior del cuerpo se severamente afectado. En la mayor parte de los fetos acardios de asocia acrania y polihidramnios. El gemelo donante o bomba tiene alto riesgo de desarrollar insuficiencia cardiaca y muerte fetal intrautero; hasta en un 50% de los casos (26) (29)

Debido a que la mortalidad del gemelo bomba puede alcanzar el 55%(7), es importante diagnosticar esta anomalía tan pronto como sea posible para tomar medidas preventivas o terapéuticas que mejoren la probabilidad de sobreviva del gemelo bomba (30).

REFERENCIAS BIBLIOGRAFICAS

1. Enbom JA. Twin pregnancy with intrauterine death of one twin. J Obstet Gynecol 1985;152(4):427-9.

2. Gall SA. Embarazo gemelar. Clin Perinatol 1988;15(1).

3. Cunninghom FG, Mac donal PC, Gant NF, et al. Obstetricia de Williams 4ta ed. Barcelona: Masson, 1996:875-900.

4. Robertson JG. Twin pregnancy: morbolity and fetal mortality. Obstet Gynecol 1964;23:330-7.

5. Roque R. Embarazo múltiple. En: Rigol Ricardo O. Obstetricia y Ginecología. La Habana: Editorial Pueblo y Educación, 1984:88-94.

6. Hanna JH, Hill JM. Single intrauterine fetal mortality dimise in multiple gestation Obstet Gynecol 1984;63:126.

7. Hancy AF, Crenshan MC, Dempsey PJ. Significance of biparietal diameter difference between twins. Obstet Gynecol 1978;51:609-13.

8. Quintero RA, Romero R, Reich H, Goncalves L, Johnson MP, Carreno C, et al. In utero percutaneous umbilical cord ligation in the management of complicated monochorionic multiple gestations. Ultrasound in Obstetrics & Gynecology 1996;8(1):16-22.

9. Saunders NJ, Snijders RJM, Nicolaides KH. Therapeutic amniocentesis in twin-twin transfusion syndrome appearing in the second trimester of pregnancy. American Journal of Obstetrics and Gynecology 1991;166(3):820-4.

10. Urig MA, Clewell WH, Elliot JP. Twin-twin transfusion syndrome. American Journal of Obstetrics and Gynecology 1990;163:1522-6.

11. Fusi L, Gordon H. Multiple pregnancy complicated by single intrauterine death:problems and outcome with conservative management. British Journal of Obstetrics and Gynaecology 1990;97:511-6.

12. Van Heteren CF, Nijhuis JG, Semmekrot BA, Mulders LG, van den Berg PP. Risk for surviving twin after fetal death of co-twin in twin-twin transfusion syndrome. Obstetrics & Gynecology 1998;92(2):215-9.

13. Denbow ML, Fisk NM. The consequences of monochorionic placentation. Baillieres Clinical Obstetrics and Gynaecology 1998;12(1):37-51.

14. Steinberg LH, Hurley VA, Desnedt E, Besicher NA. Acute polyhydramnios in twin pregnancies. Australian and New Zealand Journal of Obstetrics and Gynaecology 1990;30:196-200.

15. Fisk N. Twin-twin transfusion syndrome: a multicentre randomised trial for the evaluation of septostomy versus serial amnioreduction for therapy. National Research Register. 2000; Vol. Issue 1.

16. Moise Jr KJ, Dorman K, Lamvu G, Saade GR, Fisk NM, Dickinson JE, et al. A randomized trial of amnioreduction versus septostomy in the treatment of twin-twin transfusion syndrome. American Journal of Obstetrics and Gynecology 2005;193(3 Pt 1):701-7.

17. Woo HH, Sin SY, Tang LC. Single fetal death in twin pregnancies: review of the maternal land neonatal outcomes and management. Hong Kong Med J. 2000;6: 293-300.

18. Simonazzi G, Segata M, Ghi T. Accurate neurosonographic prediction of brain injury in the

surviving fetus after the death of a mnochorionic cotwin. Ultrasound Obstet Gynecol. 2006; 27: 517-521

19. Kilby MD, Govind A, O'Brien PM.outcome of twin pregnanciescomplicated by a single intrauterine death: a comparison with a viable twin pregnancies. Obstet Gynecol. 1994; 84: 107-109.

20. Cleary-Goldman J, D'alton M. Management of single fetaldemise in a multiple gestacion. Obstet Gynecol Surv. 2004; 59: 285-298.

21. Landy HJ, Keith LJ. The vanishing twin: a review. Hum Reprod Update. 1998; 4: 177-183.

22. Roque R. Embarazo múltiple. En: Rigol Ricardo O. Obstetricia y Ginecología. La Habana: Editorial Pueblo y Educación, 1984:88-94.

23. Landy HJ, Wiiner S, Corson SL, et al. The varishing twin: ultrasonographic assessment of fetal disappearance in the third trimester. Am J Obstet Gynecol 1986;155:14-9.

24. Schwarcz RL, Duuerges CA, Díaz GA, et al. Obstetricia. 4ta ed. Editorial El Ateneo, 1989:211-4.

25. Mannino F, Jones KL, Benirschkek Kerner J. Delayed delivery of a fetus papyraceus twin. Am J Obstet Gynecol 1954;68:1185.

26. Van Allen MI, Smith DW, Shepard TH. Twin reversed arterial perfusion (TRAP) sequence: a study of 14 twin pregnancies with acardius. Semin Perinatol 1983; 7: 285-293.

27. Napolitani FD, Schreiber I. The acardiac monster. A review of the world literature and presentation of two cases. Am J Obstet Gynecol 1960; 80: 582-589.

28. Benirschke K, Kaufmann P. Pathology of the Human Placenta (2nd edn). Springer: New York. 1995; 702-710.

29. Gimenez-Scherer JA, Davies BR. Malformations in acardiac twins are consistent with reversed blood flow: liver as a clueto their pathogenesis. Pediatr Dev Pathol. 2003; 6:520-530.

30. Moore TR, Gale S, Benirschke K. Perinatal outcome of forty-nine pregnancies complicated by acardiac twinning. Am J Obstet Gynecol 1990; 163: 907-912.

ÍNDICE DEL BLOQUE II

ABORDAJE PSICOLOGÍCO DEL DUELO PERINATAL

CAPÍTULO 1: Elaboración del vínculo afectivo

CAPÍTULO 2: Diferencia entre el concepto de pérdida y duelo

CAPÍTULO 3: El duelo perinatal

b)¿Dónde damos la información?

c)¿Tengo tiempo de…?

d)¿Es aconsejable que vean a su recién nacido?

e)¿Cómo presentamos al recién nacido?

f)¿Qué es la formación de recuerdos?

g)¿Qué ocurre con la lactancia materna?

h)Identificar con sensibilidad

2.- Qué decir y qué no decir.

3.- Impacto emocional de la muerte perinatal en los profesionales sanitarios

3.1.- Los profesionales se tienen que cuidar

CAPÍTULO 6: Abordaje de la maternidad tras una pérdida perinatal previa

1.- ¿Cúando es el momento de buscar una nueva gestación?

2.- Los miedos que surgen durante el embarazo.

a) Primer trimestre.

b) Segundo trimestre.

c)Tercer trimestre

d)Parto

e)Puerperio

3.- Consideraciones asistenciales a los padres.

a) Asistencia Especializada

b) Asistencia en Atención Primaria

CAPÍTULO 7: Resumen de las líneas de actuación de los profesionales sanitarios en la atención a la gestante con feto cruz.

CAPÍTULO 1

ELABORACIÓN DEL VÍNCULO AFECTIVO

1.- LOS LAZOS QUE SE ELABORAN ANTES DEL NACIMIENTO.

La maternidad constituye una de las motivaciones más fuertes y universales del ser humano. Muchas mujeres posponen este deseo por motivos laborales, sociales o familiares pero el deseo de ser madre acaba llegando. Popularmente se dice que *Se despierta el reloj biológico,* y el deseo de tener hijos acaba dominándolo todo, especialmente en aquellas parejas que tardan en concebir.

Cuando una pareja planea tener un hijo/a imagina al *bebé soñado.* Le atribuye características físicas o conductuales en base a cómo eran ellos en su propia infancia o lo asemejan a hijos de familiares o amigos cercanos. Y el hecho de imaginarlo hace que se le otorgue realidad. ¿Por qué una embarazada de apenas 6 semanas de gestación llora desconsoladamente en nuestra consulta cuando le decimos que ha sufrido un aborto? Algunos profesionales sanitarios podrán pensar que se trata de una reacción desmedida pues esta de poco tiempo, otros intentarán consolarla con argumentos médicos, pero lo cierto es que en ese momento la mujer no tiene consuelo. En este capítulo vamos a analizar cómo se produce la elaboración del vínculo con el hijo no-nato desde antes de la propia concepción para entender las diferentes reacciones de duelo que se producen en la mujer y su pareja en base al momento gestacional de la pérdida.

Cuando una mujer habla de su gestación y del producto de la misma, nunca la oiremos decir: *Mi feto querido*. La palabra *feto* en latín se refiere al huevo, a las membranas y al embrión vivíparo. Evidentemente una mujer que acaba de dar positivo en un test de gestación no imagina de esta manera a su futuro hijo/a. Entonces, ¿cuándo comenzamos a hablar de persona? ¿Al unirse las células sexuales?¿Cuando se implanta el huevo en el útero?¿Al pasar a la etapa embrionaria? Los expertos (y la propia experiencia) concluye en este aspecto diciendo que la aparición del sentimiento de persona se construye lentamente. El sentimiento de persona se le otorga al bebé antes de ser incluso concebido o percibido, se le otorga al ser imaginado, comenzando en este momento la vinculación afectiva.

El embarazo constituye una etapa extraordinaria en la vida de cada mujer pero también genera una gran vulnerabilidad emocional. Un nuevo ser se está gestando en su cuerpo y esto supone una auténtica revolución hormonal, física y emocional. Stern (1) considera que la mujer comienza a prepararse para la maternidad pues supone la adquisición de una *nueva identidad* que no se producirá con el nacimiento real del bebé sino que ha comenzado con el deseo de ser madre y continuará durante la gestación.

Paralelamente, la futura madre sufre una regresión que le permitirá desarrollar una doble identificación: con su propia madre y con el feto-bebé. Por eso, durante la gestación, las futuras madres tienden a acercarse a sus propias madres, a recuperar o intensificar esa relación y a buscar referentes maternos.

 A partir de las 18-20 semanas de gestación la gestante es capaz de percibir a su bebé. La relación afectiva se intensifica. Hay mujeres que se relajan y comienzan a *sentirse embarazadas*, mientras que otras percibirán los movimientos fetales con ansiedad o temor. Lo cierto es que al ser capaz de percibir los movimientos fetales la embarazada *se comunica* con su bebé y ya no es capaz de nombrarlo con una palabra biológica (embrión o feto). Comienza el deseo de buscarle un nombre, lo cual le conferirá más identidad.

Benedeck y Winnicott (2)(3) consideran que en el segundo trimestre las fantasías y expectativas sobre el futuro bebé también se intensifican en ambos progenitores: cómo será el bebé y qué es lo que siente.

Pero… ¿se trata de una reacción unidireccional? ¿Sólo es la madre la que percibe al bebé o el bebé también es capaz de reaccionar a la respuesta materna? En la década de los 70, gracias a la ecografía, se intensificaron los estudios intraútero del bebé. Hoy en día sabemos que antes del nacimiento, el bebé vive en un espacio confinado: el útero. Éste ejerce una presión sobre su espalda, sus nalgas y su nuca obligándolo a un acomodamiento postural lo cual favorece que el sentido cutáneo sea una de las primeras vías de comunicación e interacción. Las emociones placenteras de la madre producen expansión del útero mientras que las displacenteras producen contracción (Reich, 1955). El bebé intraútero experimentará emociones maternas en este contexto: sintiendo un útero contraído o relajado.

La comunicación a través del olor existe antes del nacimiento. En las primeras horas de vida el recién nacido es capaz de distinguir el olor del líquido amniótico de su madre del de otras madres. Pasado el primer día e instaurada la lactancia materna el recién nacido será capaz de distinguir el calostro materno de otros calostros u olores.

Respecto al sentido del oído, en el útero se percibe un ruido de fondo grave y poco intenso, como un soplo sordo con varias sonoridades (similar a una tormenta), si el feto está cercano a la placenta; y como un viento suave si está lejos de ella. Los ruidos externos serán como un ronroneo sordo y suave. El bebé percibe todos los sonidos bajo la forma de sonoridades que producen presiones sobre su cuerpo y contra el líquido amniótico. La voz materna es capaz de pasar de manera muy clara, por encima del sonido de la placenta, siendo la que mejor distingue de otros sonidos. Una vez nacido, al bebé se le acelera el corazón cuando su madre canta una canción y cambia de postura cuando ella habla. Desde la semana 27 de gestación, el bebé se despierta y se mueve cuando recibe una información sonora organizada, como un fragmento del habla. Todo esto hará que el recién nacido sea capaz de procesar la palabra materna, se estimule con ella y esté familiarizado con la misma.

En los mamíferos, incluyendo los primates, el vínculo primero y más fuerte que se establece es el que se produce entre madre e hijo manteniéndose hasta la edad adulta. Se trata de un sentimiento esencial pues permitirá, en un futuro, desarrollar esa *capacidad de sacrificio* de los padres hacia sus hijos. El rasgo esencial de la vinculación afectiva es que los dos participantes tienden a estar juntos. Si por alguna razón están apartados, más tarde o más temprano, buscarán alguna razón para estar juntos. La vinculación afectiva de la mujer comienza con el *bebé imaginado* y adquiere intensidad en el segundo trimestre de la gestación al percibir los movimientos fetales y ser conscientes de las diferentes reacciones emocionales del bebé.

Entender que la vinculación afectiva se produce antes del propio nacimiento es esencial para ser capaces de empatizar con la mujer que ha sufrido un aborto en el primer trimestre y nos ayudará a comprender el dolor de la pérdida ante una muerte intraútero.

2.- ¿ES POSIBLE EL DUELO EN UN ABORTO?

Entendemos por aborto a la interrupción natural del embarazo antes de la semana 22 de gestación y/o < 500 gr (3). Hablamos de aborto precoz al que ocurre por debajo de la semana 11 y tardío al que ocurre por encima de esta semana.

El aborto espontáneo se trata de un situación frecuente que ocurre en el 10% de embarazos reconocidos por amenorrea u otros signos (4).

A priori, vemos una clara diferencia con el duelo perinatal. El momento gestacional en el que se produce es muy diferente. Éste acontece en el primer trimestre de gestación, a veces incluso en las primeras 6-7 semanas.

¿Significa eso que su importancia es menor? Aunque el duelo perinatal es estadísticamente y biológicamente más significativo que el aborto ya que ha habido poco tiempo para que se produzca el vínculo con el recién concebido, la mujer que sufre el aborto experimenta pérdida y sentimiento de duelo porque se trata de la pérdida de un hijo deseado y soñado. Desde el momento en que una mujer se queda embarazada, dota al embrión de la categoría de persona y empieza a soñar con su futuro bebé comenzando la vinculación afectiva.

Los sentimientos que más rodean a un aborto suelen ser de tristeza o desesperación. Estos sentimientos se intensifican cuando la pareja ha realizado una gran inversión emocional en este embarazo debido a la pérdida o dificultad de otros embarazos y cuando se ha anunciado la gestación a familiares y amigos ya que es incómodo explicar que ya no habrá bebé. Los familiares y amigos tenderán a disimular lo ocurrido con frases como *Seguro que ha sido lo mejor, la naturaleza es sabia. No os preocupéis, sois jóvenes*.

La madre puede sentirse neutral o insegura de sus sentimientos si descubre que está embarazada en el mismo momento de la pérdida. También se verá inundada por sentimientos de soledad y preocupación por otros miembros de la familia, especialmente por lo niños pequeños.

Moscarello (5) describe los síntomas tras el aborto espontáneo (Tabla 1), a los que deben añadirse los sentimientos de ineficacia que asolan a las madres (6), y su sensación de ser imperfectas o inadecuadas para gestar un bebé (defectus incubus).

Para Côte-Arsenault y Marshall (7) la mujer se siente traicionada por su propio cuerpo, como si algo fuera mal con su feminidad, generándose sentimientos de autoreproche y culpabilidad. Comentará reiterada y detalladamente con los familiares o amigos lo sucedido y se identificará con las experiencias grupales de otras mujeres que hayan sufrido abortos. Esperará la misma respuesta de su pareja. Si no la obtiene creerá que la pérdida no le ha importado tanto como a ella y se crearán conflictos de pareja. Existe una pérdida de interés sexual.

En los abortos tardíos, la gestante habrá validado su situación con una ecografía y con la visualización del latido cardíaco. Es importante que el sanitario esté atento a las palabras que la mujer emplea para referirse a su feto pues las palabras "bebe" o "niño/a" suponen un alto grado de vinculación y significan mayor dolor en la pérdida.

Ante un embarazo ectópico o tubárico el dolor y el temor por la propia seguridad superan a los sentimientos de pérdida. La mujer se encontrará más preocupada por el riesgo de pérdida de fertilidad y por el miedo a las técnicas invasivas en el momento del diagnóstico y tratamiento. Superada esta fase experimentará los mismos efectos psicológicos que si hubiese sufrido un aborto espontáneo.

En los abortos inducidos por causas terapéuticas los padres suelen tener un proceso de duelo complicado por fuertes sentimientos de culpabilidad ante el hecho de haber *decidido* la muerte del hijo. Pueden experimentar la sensación de haber sido *presionados* por el personal sanitario y haber decidido sin buscar más información, o sentir un gran resentimiento al creer que el hijo sufrió durante el proceso. Rillstone y Hutchinson (8) consideran que muchos padres sufren un duelo prolongado debido al estigma que rodea su difícil decisión. A menudo les cuesta comentarlo con su familia o amigos. Es importante que en esta situación el profesional sanitario explique de manera clara y comprensible a los padres el síndrome o patología fetal que motiva el aborto inducido y repercusiones que tendría el recién nacido en caso de que fuese viable su nacimiento.

Tristeza y desesperación son los sentimientos que más prevalecen en la situación de aborto pero también de fracaso, culpa y rabia. Algunos de los síntomas psicológicos pueden parecerse a los que se observan en el síndrome de estrés postraumático: revivirán la situación con angustia y les provocará pesadillas.

Por último, no podemos olvidar que la incidencia de depresión es cuatro veces mayor en estas mujeres que la que se observa en la población general. Los episodios depresivos reaparecen en la que hubiese sido la fecha probable de parto.

Las mujeres con abortos de repetición que finalmente han logrado una gestación a término tienen más riesgo de sufrir una alteración emocional postparto, incluido un miedo patológico a la muerte súbita del lactante.

TABLA 1. SÍNTOMAS TRAS UN ABORTO ESPONTÁNEO

SÍNTOMAS FÍSICOS	Vacío en el estómago, opresión en el pecho y garganta, dificultad respiratoria, debilidad, fatiga, sudoración
SENTIMIENTOS	Shock, culpa, vacío, rabia, ansiedad, tristeza, reproche, confusión, incredulidad, desrealización, despersonalización, soledad
PENSAMIENTOS	Reexperimentación del trauma con ideas intrusivas y fantasías sobre el feto, amnesia disociativa, nivel de conciencia situacional disminuido, dificultades de concentración y toma

	de decisiones.
CONDUCTUALES	Dificultad para dormir, apetito escaso, pesadillas, aislamiento social, uso y abuso de sustancias, evitación de situaciones sanitarias, embarazadas y niños, funcionamiento social y laboral limitado.

REFERENCIAS BIBLIOGRÁFICAS

1.- Stern, D. La primera relación madre-hijo. Madrid. Morata, 1983-; La constelación maternal. Barcelona. Paidós, 1997.

2.- Winnicott, D. El niño y el mundo externo. Horme-Paidós, 2009.

3.- Usandizaga. Tratado de Ginecología y Obstetricia.

4.- Macías Seda, Juana. Gomez Salgado, Juan. Atención al embarazo de Riesgo. Madrid. Info-ediciones, 2008.

5.- MOSCARELLO R. Perinatal bereavement support service: three-year review. J Palliat Care 1989; 5:12-8

6.- KNAPP RJ. Beyond endurance. When a child dies. New York: Schocken Books, 1986

7.- CÔTÉ-ARSENAULT D, MARSHALL R. One foot in-one foot out: Weathering the storm of pregnancy after perinatal loss. Res Nurs Health 2000; 23: 473-85

CAPÍTULO 2

DIFERENCIA ENTRE EL CONCEPTO DE PÉRDIDA Y DUELO

Cuando hablamos de duelo perinatal estamos hablando de que se ha perdido no sólo una vida sino también un sueño y un proyecto de futuro. Por tanto, debemos diferenciar entre la pérdida y la situación de duelo. La pérdida es el sentimiento inmediato que se genera tras el aborto o la muerte antenatal mientras que el duelo es el sentimiento posterior y supone la asimilación de la pérdida. Es muchos más breve y menos significativo en el aborto que en la muerte perinatal porque el tiempo de vinculación afectiva es menor pero eso no significa que no se produzca en el aborto.

1.- PÉRDIDA

Según el Diccionario de la Real Academia Española (1) pérdida es: *Carencia o privación de lo que se poseía.* Atendiendo a esta definición podemos afirmar que se produce cuando algo o alguien valioso se le niega o retira a la persona.

Las pérdidas identificadas por los padres en una situación de muerte antenatal son:

a) Pérdida del rol de padre o madre si se trata del primer hijo.

b) Pérdida de la composición familiar como se imaginaba

c) Pérdida de algún aspecto propio: Autovaloración. Se genera un sentimiento de culpa en la mujer por no haber podido dar a luz a un niño sano o por no haberlo cuidado bien. Para la madre más allá del vínculo filial se crea un vínculo biológico, por lo cual, culpa su anatomofisiología de no ser válida o útil, mientras que para el padre radica más en las esperanzas y la solidaridad que siente para con su amada.

d) Pérdida del desarrollo paterno-filial: De la interacción social con otros padres, de compartir los primeros momentos: primer cumpleaños, la guardería.

e) Pérdida de la inocencia respecto al embarazo y parto.

f) Pérdida de los amigos o familiares que no estuvieron *a la altura* o que negaron la importancia de la pérdida.

2.-DUELO

Es la respuesta sistémica y los sentimientos relacionados con la pérdida, y constituye el proceso de asimilación de los cambios originados por la pérdida. Ronald Knapp (2) distingue las siguientes modalidades de duelo de progenitores por sus hijos:

a) Promesa de no olvidar nunca al hijo, reivindicando su existencia, frente a la presión del entorno para que lo olviden.
b) Deseo de morir y estar unidos en la muerte con el hijo.
c) Revitalización de creencias religiosas, buscando un sentido a la pérdida.
d) Cambio de los valores en la vida cotidiana, dando mayor importancia a los pequeños detalles.
e) Mayor tolerancia y mejor comprensión del sufrimiento de otros.

La *Sombra del duelo* está descrita como: *Una forma de duelo crónico que a veces arrastran durante la mayor parte de sus vidas. Un dolor sombrío subyacente a los sentimientos de la persona.* Se observa más en las madres, quienes no pueden dejar de recordar la pérdida sin sentir algún tipo de emoción, aunque sea muy débil.

Wonden define el luto como el proceso a través del cual la realidad de la pérdida se integra y se asimila. Las cuatro tareas del luto son:

1.- Aceptar la realidad de la pérdida.

2.- Experimentar el dolor del duelo.

3.- Adaptarse a una vida sin el ser querido.

4.- Sacar la energía emocional del duelo e invertirla en otras relaciones.

En definitiva, el duelo es un proceso que debe producirse para superar la pérdida. Se trata de cerrar una etapa dolorosa determinada por la pérdida de un ser querido y de emplear la energía en, como se diría coloquialmente, *Tirar para adelante*. Para lograrlo es necesario saber elaborar un proceso de duelo sano para poder seguir con la vida de manera normal y evitar que se convierta en un duelo disfuncional haciendo el proceso del luto. Pero... ¿Cómo hacer el luto cuando el duelo perinatal es negado por la propia sociedad?

3- DUELO PERINATAL

El dolor del duelo es tan parte de la vida como lo es la alegría del amor; es, quizás, el precio que pagamos por el amor, el coste del compromiso. COLIN MURRAY PARKES (1986) (3)

Epidemiológicamente la mortalidad perinatal resulta de la suma de la mortalidad fetal tardía (marcada por la OMS (4) en 28 semanas de gestación ó 1000 gramos) y la mortalidad neonatal precoz (hasta 7 días de vida), por 1000 nacidos (vivos omuertos). En España se considera muerte fetal tardía la del feto con 6 ó más meses de gestación y sólo se deben anotar en el legajo de abortos del Registro Civil las muertes fetales superiores a 180 días de gestación. Según el Instituto Nacional de Estadística, la mortalidad perinatal bajó del 10, 9 por mil de 1985 al 4,9 por mil de 2005 (5).

Tras la muerte perinatal se produce el duelo perinatal, tratándose de un duelo con unas connotaciones muy especiales (6). Se trata de un duelo negado porque no existen rituales religiosos que lo legitimen y se vive con secretismo e intimidad dentro de la propia familia. Es un duelo complejo y muy diferente al de otras pérdidas porque se produce la pérdida de un proyecto de futuro y es, sobre todo, un duelo desautorizado porque no es reconocido socialmente (no se produce el proceso de luto como en otras muertes), ni expresada por la mujer y su pareja de forma abierta como en otras pérdidas viviéndose con gran soledad.

REFERENCIAS BIBLIOGRÁFICAS

1.- Diccionario de la Real Academia Española de la Lengua, 22ª Edicion. www.rae.es

2.- KNAPP RJ. Beyond endurance. When a child dies. New York: Schocken Books, 1986

3.- PARKES CM. Bereavement: Studies of grief in adult life, 2nd edition. London: Penguin Books, 1986

4.- WHO. Neonatal and perinatal mortality: country, regional and global estimates Ginebra:WHO,2006

5.- INSTITUTO NACIONAL DE ESTADÍSTICA. Movimiento natural de la población. Datos Europeos.

6.- Ana Pía López García de Madinabeitia.Duelo perinatal: Un secreto dentro de un misterio. Rev. Asoc. Esp. Neuropsiq., 2011; 31 (109), 53-70.

CAPÍTULO 3

EL DUELO PERINATAL

1.- Contextualización del duelo perinatal: ¿Cuando comienza la medicina a fijarse en las repercusiones de la muerte perinatal en los padres?

El duelo perinatal comenzó a ser objeto de interés clínico a finales de los años 60, con el primer artículo publicado en 1959 (1) sobre sufrimiento de los progenitores titulado *"La gestión de situaciones de dolor en obstetricia"*, y recoge las dificultades del obstetra frente a la muerte fetal mencionando la tristeza del propio médico. El trabajo de parto de la paciente se produciría bajo sedación y ésta sería informada al despertar recomendándole que tuviera otro hijo lo antes posible para que le aportase felicidad y confianza en sí misma.

En 1968 Bourne publicó un artículo titulado *"Los efectos psicológicos del mortinato sobre las mujeres y sus médicos"* (2). Sugería que los médicos pasaban por el trance con una especie de *ángulo ciego*, es decir, simulando que no había pasado nada. Se sedaba a la madre, no se le daba opción de despedirse de su recién nacido y los profesionales sanitarios guardaban total silencio sobre lo ocurrido. Para aliviar la pena se le recomendaba a la madre quedarse embarazada cuanto antes.

En la década de los 70 comienzan a publicarse artículos (3) que ponen de manifiesto la existencia de sintomatología somática y psicológica de la mujer en respuesta a la pérdida perinatal: tristeza, pérdida de apetito, dificultad para dormir, irritabilidad e incapacidad para volver al trabajo. En 1976, Benfield y colaboradores (4) estudiaron las respuestas de duelo en progenitores de neonatos en riesgo vital y Lewis publicó un trabajo sobre el manejo específico del mortinato (5).

Las nuevas publicaciones se centrarán en estudiar la sintomatología que aparece en la madre como respuesta a la pérdida perinatal. Pepper y Knapp (6) propondrán nueve elementos de duelo perinatal: dificultad de concentración, rabia, culpabilidad, negativa a aceptar la realidad, confusión temporal, agotamiento, falta de energía, depresión y sueños repetitivos con el bebé perdido.

Pero la investigación que supondrá una auténtica revolución ante la manera de atender a la mujer durante el proceso de parto será la realizada por Kirkley-Best y Kellner (7)que citan los errores metodológicos de la bibliografía publicada sobre el tratamiento del duelo y ponen en evidencia que los progenitores no han vitos cubiertas sus necesidades con los tratamientos aplicados. Supondrá un punto de inflexión en la manera de abordar a los progenitores en la sala de parto pues recomendarán, por primera vez en la historia, que los padres vean y toquen a su bebé muerto.

Durante décadas, la opción de asistencia al parto en caso de muerte intrauterina era sedar a la madre, no enseñarle el mortinato, evitar hablar de lo ocurrido y recomendarle una nueva gestación lo antes posible. Estas actuaciones se proponían desde el paternalismo y proteccionismo de la profesión sanitaria. Sin embargo, las reacciones de los progenitores y las investigaciones posteriores comienzan a demostrar que la pérdida por muerte anteparto ocasiona un duelo que además presenta connotaciones diferentes a otras pérdidas por *la reticencia del sistema de apoyo a hablar de lo ocurrido, porque muchas veces no se conoce el motivo de la muerte y por la culpabilidad intensa que genera.*(Callahan y colaboradores) (8).

Herz (9) concretará algunos de los aspectos que confieren ese matiz especial al duelo perinatal: la mujer se siente traicionada por su propio cuerpo, rabia por sustituir algo que debería ser alegre por un hecho traumático, envidia hacia aquellas mujeres que han finalizado su embarazo con éxito, sensación de haber decepcionado a su pareja y reacciones de aniversario (fecha de la pérdida del bebé, fecha prevista del parto, fecha de noticia del embarazo) que agravarán la sensación de vulnerabilidad y tristeza.

La muerte fetal intraútero a nivel biológico ha sido un fenómeno muy estudiado porque supone un fracaso médico. Sin embargo los efectos psicológicos que esta pérdida ocasionan en la mujer y su pareja han pasado desapercibidos y han sido objeto de menos investigaciones hasta la década de los 60. Pero no será hasta los años 80 donde los investigadores comiencen a centrarse en las peculiaridades de este tipo de duelo por ser más complejo y diferente al ocasionado por otras pérdidas pues se pierde un *sueño de futuro* y se vive con una sensación de fracaso biológico. Incluso hoy día, Doka (10) opina que los padres se ven inmersos en un duelo desautorizado porque se trata de una pérdida que no puede ser abiertamente reconocida y donde no puede desarrollarse el proceso de luto.

2.- Características especiales del duelo perinatal ¿Qué lo diferencia del duelo del adulto?

"La muerte de un recién nacido es una situación que se ha afrontado hasta ahora negándole importancia, con bastante indiferencia. Los hospitales han tendido a minimizar el impacto que estas muertes tienen sobre los

Hasta hace poco tiempo se pensaba que la situación de duelo perinatal era mucho menor que la producida por la muerte de un familiar, pues se consideraba que la vinculación afectiva comenzaba tras el parto. Hoy en día, gracias a diferentes investigaciones que tuvieron su auge en la década de los 80, sabemos que el proceso de duelo por un recién nacido muerto es similar al del adulto, pues la vinculación afectiva comienza incluso con el hijo deseado pero con una respuesta de pena más intensa y con ciertas connotaciones que lo hacen más especial.

La principal característica del duelo perinatal es la paradoja que se produce en la situación pues vida y muerte han caminado unidas de la mano. Existe una clara ambivalencia situacional ya que el parto y posterior nacimiento que debería ser de alegría y felicidad se transforma en pena y tristeza. Además se trata de un duelo desautorizado pues no existe el proceso de luto social. Mientras que en otros tipos de duelo la relación con el fallecido se basa en recuerdos y experiencias, en el duelo perinatal se basa en las expectativas y fantasías que los padres proyectaban en su futuro hijo/a.

Supone *la pérdida de la inocencia* de ambos progenitores al transformarse toda la ilusión y confianza, en que *lo normal es que todo salga bien,* en una situación de choque e incredulidad. Para Mander (12) el duelo perinatal tiene unas características que lo diferencian del duelo del adulto por la proximidad entre el nacimiento y la muerte, la juventud de los progenitores para los que puede ser su primer contacto con la muerte y lo inesperado del suceso.

Lewis (5) considera que la evitación que sufren los padres por parte de la sociedad ante la muerte perinatal se comprende mejor si se lo compara con la pérdida de una parte de su cuerpo. *La muerte del hijo provoca que quienes les rodean los esquiven, tal como harían con un mutilado, puesto que incita en ellos miedo y ansiedad*

.

3.- Formas de duelo en base al momento gestacional de la pérdida y presentación clínica de los progenitores.

No todas las muertes perinatales se producen en el mismo momento de gestación ni su forma de aparición se presenta de la misma forma. Algunos padres se enterarán de que su feto no tiene latido en un control rutinario de registro cardiotocográfico mientras que en otros puede existir un diagnóstico fetal previo que predisponga a la muerte fetal intraútero. Esto, junto con el tipo de personalidad de los padres y sus mecanismos de defensa, determinarán la manera de enfrentarse al duelo y desarrollarlo.

Podemos hacer la siguiente clasificación en base a las manifestaciones clínicas que presentan los progenitores:

a) DUELO ANTICIPADO

Cuando se emite un diagnóstico que se percibe de riesgo vital para el feto que comprometerá la vida del recién nacido en las primeras horas o cuando el embarazo se ve amenazado por patologías maternas graves. Este tipo de duelo suele darse en las unidades neonatales al tratarse de patologías fetales diagnosticadas durante el control del embarazo siendo los padres y los profesionales del equipo conocedoras de la misma eliminándose el *factor sorpresa*. Es diferente al duelo convencional. La persona describe una ambivalencia entre querer acelerar el final o esperar la muerte real. Los padres se debaten entre el apego al bebé enfermo y el temor a que no logre sobrevivir. Esta ambivalencia puede manifestarse por la distancia emocional e incluso física del bebé o por una constante presencia y alerta por todo lo que sucede con su hijo. Su vida cotidiana está condicionada por las visitas hospitalarias y la evolución del estado del niño. La situación puede llegar al punto de desear que el bebé muera y así acabar con el sufrimiento de todos, aunque ese pensamiento conlleva un intenso sentimiento de culpa. En este tipo de duelo las fases se aceleran, el choque es menor y predomina una sensación de finalidad.

b) DUELO INHIBIDO

Se mantiene interiormente y es privado. Las expresiones externas son consideradas por la persona como inaceptables para sí misma: no se permite llorar en público o contar su pena. Suele haber una incongruencia entre los sentimientos y las expresiones. Retrasa la capacidad para conseguir apoyo y conduce a manifestaciones más tardías de duelo y dolor psicológico.

c) DUELO RETARDADO

Cuando el duelo se retarda, la persona queda como en fase de shock siendo incapaz de aceptar la pérdida. Alguien debe tomar las decisiones sobre los cuidados del hijo después de la muerte. En ocasiones suele ser otro familiar o alguien cercano a la familia, pero cuando recae en el padre, inmerso a la vez en su propio duelo, éste suele percibirlo como su obligación para proteger a la madre lo cual hará que él retrase su propio duelo.

d) **DUELO AUSENTE**

Suele producirse debido a un duelo no resuelto por una pérdida previa, por ejemplo en la muerte de uno o más fetos en un embarazo múltiple. Este tipo de duelo aparece en un momento posterior, no previsto.

4.- Manifestaciones clínicas del duelo perinatal en los progenitores

Para entender las manifestaciones psicológicas del duelo perinatal en los progenitores debemos comenzar entendiendo algunas de las connotaciones especiales de este tipo de duelo.

Se trata de un *duelo olvidado* en un doble sentido. Por un sentido olvidado por el sistema sanitario que durante mucho tiempo ha negado esta realidad y las negativas consecuencias de sus actuaciones sobre la mujer y su pareja al evitarle o prohibirle el contacto con el mortinato. Por otro lado es un *duelo olvidado* por la propia pareja que trata de evitar hablar del mismo y negarlo con la esperanza de que el paso del tiempo logre sanarlo por sí mismo.

Los padres suelen sentirse aislados, evitados y marginados ante un proceso para el que muchos profesionales sanitarios no están preparados para afrontar y tratar y, al cual, la sociedad prefiere negar o mira hacia otro lado por lo duro y difícil de la pérdida. Se trata de un *duelo desautorizado* al negársele a los padres el proceso de luto social lo cual incrementa la soledad de los progenitores.

Ante la pérdida perinatal, los progenitores experimentarán una reacción física y emocional al elaborar el duelo (Ver tabla 2). Los síntomas más frecuentes experimentados por los padres, fundamentalmente por la mujer, son:

a) Tristeza.
b) Alta emotividad: Predominan la culpa, la rabia y la ira.
c) Vulnerabilidad.
d) Sensación de vacío.
e) Rumiación con lo sucedido.
f) Evitación social.
g) Ambivalencia afectiva en una nueva gestación.

h) Alucinaciones de dolor (se perciben movimientos fetales o se siente al hijo llorando dentro de la cuna).

Se describen estados de crisis aguda, donde los sentimientos característicos de este duelo se reagudizan e intensifican. Los estados de crisis aguda coinciden con:

a) Momentos de guardar los juguetes que se han regalado o comprado para el futuro bebé.
b) Momento de guardar la ropa del bebé o muebles infantiles.
c) Al reunirse con familias y amigos, pues algunos de ellos se comportarán de forma evasiva siendo incapaces de proporcionar empatía o sosiego, creando el llamado *Muro de silencio*.

Es importante saber que, a veces, la envidia hacia otras madres puede llegar a ser un problema, acrecentando la hostilidad y la ira. Debemos matizar que, dado que el periodo de mortalidad perinatal es muy amplio, la intensidad y duración de la sintomatología puede variar. Así, cuando el feto muere en una fase avanzada del embarazo, la madre siente que lleva dentro de sí un cadáver y que debe someterse a un parto inútil. Esto propiciará que en un próximo embarazo pueda desarrollar un síndrome de estrés postraumático ante el parto. Si el feto muere durante el parto, la pérdida es sumamente precipitada y el estado de shock se intensifica junto con una sensación de irrealidad. La muerte más tardía de un hijo, en especial la muerte súbita donde la respuesta maternal se ha desarrollado completamente, es catalogada como la más dura de todas: no hay aviso previo ni ha existido preparación para la pérdida, además los padres pueden verse sometidos a sentimientos de vergüenza, estigma e incluso a especulaciones maliciosas por parte de la sociedad.

TABLA 2. Sintomatología del duelo recogida en el DSM-IV (13)

Físicas	Vacío en el estómago, opresión en pecho, palpitaciones, suspiros, alteraciones del sueño, anergia, apetito escaso o ansioso, desgana sexual, pérdida ponderal, boca seca, cefaleas, sensibilidad al ruido, quejas somáticas
Emocionales	Insensibilidad, aturdimiento, tristeza, culpa., reproche, rabia, desesperación, hostilidad, anhedonia, soledad, vacío, desamparo, añoranza, alivio
Conductuales	Funcionamiento automático, mente ausente, aislamiento social, crisis de llanto, conducta de búsqueda o evitación, hiperactividad, momificación, consumo de tóxicos.

| Psicológicos | Incredulidad, negación, rumiación sobre el fallecido, confusión, irrealidad, sensación de presencia, idealización/envilecimiento, alucinaciones e ilusiones, falta de concentración y memoria. |
| Espirituales | Búsqueda de sentido, conciencia de la propia mortalidad, replanteamiento de creencias. |

5.- Incidencia de trastornos psiquiátricos tras el duelo perinatal.

El tratamiento mal orientado del duelo perinatal y la ausencia de respuesta del sistema sanitario en el momento de la pérdida pueden hacer que la mujer presente un riesgo mayor de enfermedad psiquiátrica en los dos primeros años tras la muerte fetal Tras revisar la literatura escrita, las principales patologías psiquiátricas asociadas al duelo perinatal son:

> ***Trastornos depresivos:*** entre el 10 % (14) y el 48% (14). Son más frecuentes en mujeres con antecedentes depresivos o psiquiátricos. En general, nulíparas o que han tenido abortos previos. Deben

tenerse presentes los rasgos que permiten el diagnóstico diferencial entre la depresión y el duelo (Tabla 3).

Trastornos de ansiedad: aumentan tras el aborto para disminuir después de las 12 semanas (15), pero sobre todo despuntan ante la posibilidad de un nuevo embarazo.

Trastorno por stress postraumático: Hasta el 25% en el mes posterior a la pérdida y hasta el 7% cuatro meses después (16) (17).

TABLA 3. DIFERENCIA ENTRE DUELO PERINATAL Y DEPRESIÓN (18)

DUELO PERINATAL	DEPRESIÓN
Crisis de llanto	Idealización del feto muerto
Evocan tristeza y empatía	Evocan distancia, impaciencia e irritación
Preocupación por el hijo perdido	Aislamiento y autocompasión
Pena al ver a bebés y embarazadas	Recuerdos desagradables sobre embarazo
Deseo de hablar de lo sucedido	Vergüenza y desrealización

No son frecuentes las ideas de suicidio	Son frecuentes las ideas de suicidio
Búsqueda de consuelo en otras personas	Abandono de las relaciones sociales
Dolor por la pérdida	Desesperanza, desconsuelo
Soledad y vacío	Culpabilidad global
Autoreproche limitado al creer no haber hecho lo suficiente por el bebé	Sensación de haber fracasado como mujer

6. Fases del duelo perinatal.

"Cuando los padres mueren, has perdido tu pasado. Cuando el hijo muere, has perdido el futuro"

Anónimo

Lindemann describe que tras la pérdida perinatal la pareja puede experimentar diferentes síntomas somáticos junto con una intensa respuesta emocional y cambios en el comportamiento.

El duelo es un proceso normal que ayuda a asimilar la pérdida del recién nacido. Se trata de un proceso puesto que requiere un tiempo de asimilación y adaptación en el cual surgirá sintomatología física como respuesta somática al dolor de la pérdida. Ewton (19) refiere que la madre en la muerte perinatal de su hijo puede crear una respuesta más severa e intensa que cuando ocurre la muerte de un familiar adulto.

Aunque es bien conocido que en 1969 Kubler-Ross analizó su experiencia con más de quinientos pacientes moribundos y describió cinco etapas del duelo (Negación, Ira, Pacto ,Depresión, Aceptación) entendemos que estas fases del duelo se ajustan más al paciente oncológico. En el caso del duelo perinatal nos centraremos en Bolwby (20), referente central de la teoría del apego, el cual identificó cuatro fases evolutivas del proceso del duelo:

1. **Fase de choque o incredulidad**: Periodo de aturdimiento y falta de consciencia de lo ocurrido. Puede durar desde horas hasta dos semanas. Durante este tiempo los padres expresarán sentimientos de vacío, incapacidad de concentrarse o de tomar decisiones aceptando sólo información selectiva. Los padres necesitarán ayuda para realizar tareas sencillas o tomar decisiones. Esta fase tiene la función de proteger a los progenitores del impacto total de la pérdida.

2. **Fase de nostalgia y búsqueda**: Se manifiesta como un intento inconsciente de buscar al recién nacido con pensamientos y sensaciones somáticas de percibir los movimientos fetales u oír su llanto. Cuando la realidad de la muerte fetal comienza a imponerse aparece un período de pesar caracterizado con arranques de ira y culpa. La ira puede dirigirse hacia uno mismo ocasionando reproche o expresarse con hostilidad hacia el personal sanitario, el marido/pareja, el destino o Dios. La ira supone la manifestación de los padres ante lo injusto de la muerte.

3. **Fase de desorganización**: Aparece tristeza profunda, disminución de la autoestima, falta de atención, retraimiento social, ausencia de interés por objetivos futuros. Con el trascurso del tiempo estos sentimientos perderán intensidad y los padres comenzarán a reanudar sus actividades cotidianas. Algunos padres pueden sentirse culpables por su incapacidad para recuperarse de la pérdida adoptando el papel de enfermos para enmascarar su depresión y evitar la crítica. Este periodo puede durar de seis meses a un año.

4. **Fase de reorganización**: Aceptación definitiva de la pérdida. Se produce un ajuste gradual donde las

relaciones con la familia se estabilizan, se reanudan con normalidad las actividades de la vida diaria y comienzan a elaborarse planes de futuro. Aunque el amor por el hijo fallecido no ha cambiado ni disminuido los padres han aprendido a vivir de nuevo porque han logrado incorporar la pérdida a sus vidas.

La resolución del duelo fisiológico en una mujer por un recién nacido muerto puede durar de uno a dos años, aunque a los seis meses es normal que el acontecimiento ya no constituya el eje central de su vida emocional.

7.- Signos de alarma: El paso del duelo fisiológico al duelo disfuncional.

Por otra parte, aceptar la muerte como real e irreversible es el primer paso para lograr la recuperación psicológica de la madre, aunque esta aceptación, al principio, aumente su pena (22).

Existen una serie de mecanismos psicológicos que facilitan que el duelo evolucione a patología. Estos son:

1) Ausencia del duelo consciente, con descompensación psicológica caracterizada por

depresión, ansiedad y/o enfermedades psicosomáticas.

2) Ambivalencia entre recuperación rápida y aparición posterior de sentimientos de nostalgia, culpabilidad y conductas autoagresivas que pueden llevar al enfermo al suicidio.

3) Cronicidad del proceso, por persistencia de ira, que se manifiesta por nerviosismo, irritabilidad y agresividad, que conduce a la depresión.

Autores como Athey y Spielvogel (23) mencionan ciertos factores de riesgo de complicaciones del duelo perinatal (ver Tabla 4) haciendo que las mujeres que presentan estos factores requieran mayor vigilancia y seguimiento debido al riesgo de agravarse el duelo disfuncional.

Tabla 4. Factores de riesgo para el duelo disfuncional

Problemas psiquiátricos previos.
Abortos recurrentes o feto cruz anterior
Historia actual de depresión
No tener hijos
No tener pareja
No tener familia o apoyo social
Coincidencia con otros problemas vitales importantes

Otras circunstancias que debemos recoger en la Historia clínica de la paciente pues nos ayudarán a orientarnos sobre el riesgo para desarrollar un duelo disfuncional porque determinarán la intensidad del duelo son:

1. Circunstancias de la pérdida:

    a. Tipo de pérdida.
    b. Edad gestacional.
    c. Pérdida sorpresiva.
    d. Vivencia inicial de la pérdida y en el momento actual.
    e. Si era un embarazo planificado.
    f. Si vieron al feto: Aspecto externo, malformaciones visibles, parecidos familiares.

2. Historia obstétrica previa:

    a. Embarazos y abortos.
    b. Hijos vivos.
    c. Problemas de infertilidad.
    d. Historia familiar de pérdidas perinatales.

3. Apego con el feto:

    a. Si hubo contacto físico (lo tocaron, abrazaron).
    b. Si tenían un nombre pensado.

c. Recuerdos materiales: Huellas, fotos, ecografías.

d. Destino del cuerpo y ritual de despedida.

4. Planes de futuro: Urgencia de nuevo embarazo.

5. Situación familiar, social y laboral.

6. Satisfacción en la atención sanitaria recibida:

a. Calidad y sensibilidad de los profesionales.
b. Autorización o represión de pena.
c. Información sobre los procedimientos hospitalarios.

7.1.- Manifestaciones clínicas del duelo perinatal disfuncional.

Cuando aparece el duelo disfuncional la mujer presenta una clara dificultad para realizar las actividades más simples, manifiesta una tristeza crónica y es como si la vida se le hubiese detenido en ese instante. Requiere la derivación a un especialista y sus signos clínicos son:

a) Pensamientos persistentes de autodestrucción.
b) Luto persistente o depresión crónica: La persona se queda atascada en esta fase de luto durante varios

meses, hay un desinterés afectivo y reacciones hostiles desproporcionadas a la situación.

c) Aparición o reaparición de enfermedad mental: Depresión clínica o Manía.

d) Falta de equilibrio en la vida: Aparecen actividades obsesivas y fanatismo religioso.

e) Problemas en las relaciones interpersonales.

f) Imposibilidad de satisfacer las necesidades básicas para la supervivencia:

- Aislamiento social.
- Aumento o perdida de peso de más de 10 kg.
- Consumo aumentado o excesivo de alcohol, tabaco o drogas.
- Deprivación de sueño.
- Incapacidad para atender las necesidades básicas de otros niños del hogar.
- Incapacidad de hacer las actividades básicas de la vida diaria.

REFERENCIAS BIBLIOGRAFICAS

1.- ELIA AD. The management of grief situations in obstetrics. BMQ 1959; 10: 6-12

2.-BOURNE S The psychological effects of stillbirths on women and their doctors. J R Coll Gen
Pract 1968; 16: 103–112

3.-KENNELL JH, SLYTER H, KLAUS MH. The mourning response of parents to the death of a
newborn infant. N Engl J Med. 1970; 283: 344-9.

4.- BENFIELD DC, LEIB SA, RENTER J. Grief response of parents after referral of the critically ill
newborn to a regional center. N Engl Med J 1976; 294:975

5.- LEWIS E. The management of stillbirth: coping with an unreality. Lancet 1976; 2(7986): 619-20

6.- PEPPERS LG, KNAPP RJ. Maternal reactions to involuntary fetal/infant death. Psychiatry
1980; 43: 155-9

7.-Kirkley-Best E, Kellner KR. The forgotten grief: a review of the psychology of stillbirth.
Am J Orthopsychiatry 1982; 52: 420-9

8.-CALLAHAN EJ, BRASTED WS, GRANADOS JL. Life span developmental psychology. Non-normative life events. New York: Academic Press, 1983

9.-HERZ E. Psychological repercusions of pregnancy loss. Psychiatr Ann 1984; 14: 454-457

10.- DOKA K (EDITOR). Disenfranchised grief. New directions, challenges and strategies for practice. Champaing (Illinois): Research Press, 2002

11.- Guía de atención al duelo perinatal y neonatal. Asociaciones El parto es Nuestro y Umamanita.

12.- MANDER R. Loss and bereavement in childbearing. Oxford: Blackwell Publishing, 1994

13.- AMERICAN PSYCHIATRIC ASSOCIATION: DSM-IV-TR. Manual diagnóstico y estadístico de los trastornos mentales; 4ª Edición, Texto Revisado. Barcelona: Masson, 2003

14.- NEUGEBAUER R, KLINE J, SHROUT P, SKODOL A, O'CONNOR P, GELLER PA. Major depressive disorder in the 6 months after miscarriage. JAMA 1997; 277: 383-8.

15.-FRIEDMAN T, GATH D. The psychiatric consequences of spontaneous abortion. Br J Psychiatry 1989; 155: 810-3

16.- PRETTYMAN RJ, CORDLE CJ, COOK GD. A three-month follow-up of psychological morbidity after early miscarriage. Br J Med Psychol1993; 66: 363-72

17.- AYERS S. Post-traumatic stress following childbirth: a review of the emerging literature and directions for research and practice: commentary. Psychol Health Med 2003; 8: 169-171

18.- Brier N. Anxiety After Miscarriage: A Review of the Empirical Literature and Implications for Clinical Practice. Birth 2004; 31: 138-42

19.-BEUTEL M, DECKARD R, VON RAD M, WEINER H Grief and depression after miscarriage: their separation, antecedents and course. Psychosom Med 1995; 57: 517-526

20.- Ewton DS. A perinatal loss follow-up guide for primary care. *Nurse Pract* 1993; 18: 30-36.

21.- Bolwby.Teoria del Apego. Editorial Paidos.

22.- Posada RS. *El manejo del duelo. Una propuesta para un nuevo proceso*. Bogotá: Editorial Norma; 2005.

23.- *Athey J. Spielvogel AM. Risk factors and interventions for psychologial sequeleae in women after miscarriage. Prim Care Update Ob Gyns 2000; 7: 64-69.*

CAPÍTULO 4

EL DUELO PERINATAL EN CADA UNO DE LOS MIEMBROS DE LA FAMILIA

"Aquí en nuestra tierra acostumbramos que cuando muere un niño los padres lo dan de buena voluntad al cielo, porque es un ángel... por eso encienden cohetes y bailan alegremente, sin llorar por él, para que pueda entrar en el paraíso y no tenga que regresar a recoger lágrimas."
Carl Lumholtz *El México desconocido* (1902)

1.- LA MADRE.

La mujer experimenta un fuerte sentimiento de vínculo tanto físico como emocional con el hijo no nacido desde el momento en que empieza a pensar en la idea del niño que resultará al final del embarazo o cuando lo ve por primera vez en la ecografía.

Experimentan una clara sensación de fracaso biológico cuando dan a luz a un neonato muerto o que morirá pronto lo cual repercutirá directamente sobre su autoestima e imagen de sí misma como mujer. Además pueden sentirse culpabilizadas por su pareja.

Los síntomas físicos más experimentados por la mujer son: la tristeza, acompañada de una sensación de vacío interno, la culpa y la ira.

(Para más información de sintomatología materna ver apartado 6. Manifestaciones clínicas del duelo perinatal en los progenitores)

2.- EL PADRE.

El vínculo del padre suele comenzar cuando la mujer tiene una forma clara de embarazada, siendo el momento del parto donde se establece el vínculo con más fuerza. Se dice que la mujer es madre desde el momento en que sabe que está embarazada y el hombre se convierte en padre tras el parto. Aunque hoy día los hombres comienzan a sentirse *padres* antes del parto, los sentimientos del duelo son diferentes en el padre que en la madre dependiendo, fundamentalmente del momento de la gestación.

Se espera de ellos que apoyen física y emocionalmente a la madre, al tiempo que informan al resto de la familia y amigos de lo sucedido. Es más común un sentimiento de desbordamiento por la pena de su esposa que se impone a la expresión de su propio duelo.

Los sentimientos también aparecen asociados al género. El padre reacciona ante el papel aprendido de protección, no expresa el duelo con tristeza sino con ira: ante la situación vivida, ante los profesionales o hacia él mismo por no haber protegido a la familia.

Además Kennell y cols. (1) y Forrest y cols. (2) observaron que los padres se suelen centrar en su trabajo evitando la expresión de sus sentimientos. Cuando se les pregunta por su emociones suelen sentirse incómodos, evitando la expresión de los mismos. No suelen buscar ayuda aunque la necesiten y si precisan confiar la pena a alguien suelen hacerlo en otro varón (3)

3.- IMPACTO DEL DUELO EN LA PAREJA.

El impacto de la muerte de un recién nacido supone para la pareja que se les ha robado una parte importante de su futuro y les dejará un ausencia que percibirán toda la vida (4).

Antes de abandonar el hospital se debe informar a los padres que es normal que perciban sentimientos intensos sobre lo ocurrido, piensen frecuentemente en el recién nacido fallecido y presenten alucinaciones somáticas. Es aconsejable aportarles documentación o folletos sobre el duelo, el material escrito nunca será capaz de sustituir el apoyo humano pero ayuda a afrontar el impacto en privado (5)

El padre suele sentirse olvidado ante las preguntas frecuentes de familiares y amigos sobre el bienestar de la madre. Al mismo tiempo la madre suele sentirse incomprendida por el marido y sola en el duelo. Si estos sentimientos no se discuten de forma abierta dentro de la pareja se convertirán en resentimiento. Peppers y Knapp (6) demostraron que la falta de comunicación es la causa de posibles desavenencias futuras dentro de la pareja. Además cuando la madre se encuentra preocupada por su propio duelo y el padre se siente olvidado, la distancia emocional entre ambos se incrementa.

Es normal que cada miembro de la pareja experimente el duelo perinatal de manera diferente (7), resolviendo el duelo en momentos diferentes, lo cual puede incrementar los problemas maritales. La madre experimentará sentimientos de pena más intensos y durante más tiempo que el padre, porque la pérdida es mental (del hijo soñado) y física (pierde un parte de sí misma, de un ser que estaba dentro de su interior y con el cual interactuaba físicamente). La culpa se producirá a nivel biológico como fracaso en la reproducción. Los padres suelen encargarse de los arreglos del funeral lo cual acelera la confirmación de la muerte y disminuye la pesadumbre.

4.- EL DUELO EN OTROS HIJOS.

Los hermanos del niño fallecido son los más olvidados y aislados del proceso ya que los padres desearán protegerlos del dolor de la pérdida impidiendo que participen en el proceso de duelo familiar: evitarán hablar de lo sucedido o controlarán sus emociones frente a sus hijos como si nada hubiese pasado. Si esto se hace así lo que favorecemos es el bloqueo de la comunicación con los hijos y favorecer fantasías e ideas irreales sobre la muerte las cuales pueden afectar su conducta posterior (8). Para evitar esto, los padres deben explicar la situación de forma simple y apropiada.

Los otros hijos suelen estar confusos por el dolor de los padres, preocupados por su trastorno y carecer del cariño y atención que recibían anteriormente. También existe dolor y preocupación por su propia búsqueda del sentido de la muerte.

Las complicaciones que pueden aparecer en los niños tras una pérdida perinatal son las mismas que las descritas después de la pérdida de un hermano/a mayor: manifestaciones de culpabilidad, fobia, enuresis, dificultad de aprendizaje y depresión.

Los padres deben evitar alterar la rutina diaria o, al menos, modificarla lo menos posible. No deben tener miedo de expresar sus emociones ya que es mejor reconocer su tristeza y cuánto echan de menos al bebé. Deben intentar explicar qué es lo que ha pasado evitando los eufemismos y es importante reforzar a los niños de que ellos no son culpables de nada pues suelen culpabilizarse de lo sucedido por la envidia o celos que les despertaba el futuro hermano y de que no van a perder el cariño de sus padres.

También vale la pena resaltar el que ni ellos ni sus padres están en ningún peligro de muerte.

Hay que hacerles partícipes de los rituales de despedida del bebé a través de dibujos, flores o pequeños regalos (68)

5.- LOS ABUELOS.

Querrán proteger a los hijos de su propio dolor pues ellos, igual que sus hijos, han perdido parte de un futuro proyectado (su nieto y las fantasías de juegos, aprendizaje, situaciones proyectadas en el futuro nieto). Suelen constituir un apoyo para sus hijos pero también pueden convertirse en un obstáculo para los mismos al no permitirles las expresiones negativas de duelo.

No deben tomar decisiones por los padres sin su permiso pero pueden ayudar en tareas domésticas y el cuidado de otros nietos.

Experimentan pena y culpa con remordimientos al pensar que la muerte del nieto supone una vida desperdiciada frente a la suya, ya vivida.

REFERENCIAS BIBLIOGRÁFICAS

1.- Kennell JH, Slyter H, Klaus MH.The mourningresponse of parents to the death of a newborn infant. N Engl J Med 1970; 283:344-349.

2.- Forrest GC, Standish E, Braum JD. Support after perinatal death: a study of support and counseling after perinatal bereavement. Br Med J 1982; 285: 1475-1479.

3.- SAMUELSSON M, RADESTAD I, SEGESTEN K. A waste of life: Fathers´experience of losing a child before birth. Birth 2001; 28: 124-130

4.- Bourne S. Psychological impact of stillbirth. Practitioner 1983; 227:53-60.

5.- Weiss L, Frischer L, Richman J. Parentaladjustment to intrapartum and delivery room loss. The role of a hospital based support program. Clin Perinatal 1989; 16:1131-1143.

6.- Peppers LG, Knapp RJ. Maternal reactions to involuntary fetal infant death. Psychiatry 1980; 43: 155-159.

7.- Clyman RI, Green C, Rowe J, Mikkelson C, Ataide L. Issues concerning parents after the death of their newborn. Crit Care Med 1980; 8:215-218.

8.- 150. Canadian Pediatric Society. Support for parents experiencing perinatal loss. Can Med Assoc J 1983; 129:335-339

9.- WARLAND J. The midwife and the bereaved family. Ascot Vale, Victoria: Ausmed, 2000

CAPÍTULO 5

ABORDAJE DE LA GESTANTE CON FETO CRUZ EN LA SALA DE PARTO

La muerte perinatal supone una dura pesadilla para los progenitores donde debía existir un sueño de futuro. Además suele producirse como un mal despertar por la manera brusca y repentina de aparición.

Las principales quejas de las mujeres que han pasado por esta situación es la sensación de sentirse aisladas. Se quejan de que se les elude durante la estancia hospitalaria y de que se les aporta poca información (1). Esto es así porque la mayoría de profesionales sanitarios se centrarán en el aspecto físico y tratamiento del dolor, evitando el diálogo con la mujer y su pareja, no por falta de interés o sensibilización sino por miedo a no saber qué decir y por falta de formación sobre cómo apoyar psicológicamente a la mujer (2).

Serán los obstetras, matronas, pediatras (en el caso de muerte neonatal) y enfermeras los que comuniquen la noticia a los progenitores y permanezcan junto a ellos en los primeros momentos tras dar la información, pero todos los profesionales del equipo multidisciplinar deben saber cómo tratar a la pareja.

Los primeros cuidados son cruciales para facilitar el proceso de duelo y prevenir el duelo patológico porque proveerán de soporte para la adecuada resolución del mismo. Condon (3), en 1987 cita: *La percepción que la mujer tiene de los hechos que suceden minutos u horas inmediatamente después de percatarse de la posibilidad de la muerte de su hijo tiene máxima importancia porque estos recuerdos forman el núcleo del proceso de pesar.*

Estos padres no sólo necesitan compasión, precisan información clara, directa y honesta para poder comprender las razones del fallecimiento y eliminar los sentimientos de culpa (4), siendo necesaria repetir la información para lograr la compresión total debido al estado de shock de los progenitores (3).

Todos los trabajos de investigación coinciden en que la morbilidad posterior de trastornos mentales y el riesgo de duelo disfuncional pueden ser prevenidos con un adecuado soporte emocional del equipo sanitario en el paritorio y con un seguimiento posterior.

1.- Cómo informar en esta situación

Cuando se intenta informar a los padres debemos seguir tres principios generales: (5)

a) Honestidad y comunicación abierta: El estado de culpabilidad de los padres no debe reforzarse con informaciones poco claras o escasas. Los profesionales sanitarios deben comprender como normales comportamientos de ira y no reaccionar a la defensiva ante actitudes de recriminación, pleito o reacciones querulantes por parte de los progenitores o sus acompañantes.

b) Todos los padres desean saber por qué el bebé murió: Hay que advertir a los padres de que a menudo no hay ninguna explicación posible. La necropsia puede ayudar pero a veces no aporta ningún resultado.

c) La madre afligida necesita compartir su dolor: Es necesario que se limite el número de profesionales que vayan a atender a la mujer (una única matrona y un único ginecólogo) facilitándole las expresiones de dolor. Los profesionales deben tener tiempo e interés para la escucha mostrándole su empatía y brindándole apoyo emocional.

El autoritarismo que otorga la profesión proporciona seguridad frente al dolor de los padres (la bata y los tecnicismos como protección frente al dolor humano), siendo esto un claro error pues lo único que logramos es incrementar la inseguridad y el aislamiento de los padres. Debemos alejarnos de esa autoridad profesional y mostrar nuestro lado más humano en el estilo de comunicación. Hablar con los padres sentados y al mismo nivel otorga cercanía a la conversación, mírale directamente a los ojos cuando les hables y evita cruzar los brazos (esto denota tensión y protección).

Debemos presentarnos. Es importante que sepan quiénes somos y qué cargo tenemos. Al ofrecerles la información hay que evitar los tecnicismos pues lo único que lograremos es dificultad la comprensión. El lenguaje debe ser claro y fácil de entender.

a) ¿Cómo debemos dar la información?

Siempre es mejor dar la información a ambos progenitores a la vez: sobre lo que les ha pasado, procedimiento a seguir y opciones que tienen. Otros miembros de la familia pueden necesitar información (abuelos, tíos, etc.). Si los padres lo desean podemos hablar con ellos.

Los padres mostrarán dificultad para asimilar la información por lo que es necesario repetírsela tantas veces como precisen pero siempre en el momento adecuado. Mucha información los saturará por la embergadura del impacto emocional, por lo que debemos darles su tiempo y ofrecerles la información en el momento oportuno. Una técnica útil es decirles que volveremos en quince minutos para resolver todas sus dudas.

Se debe limitar el número de profesionales que entre en contacto con los progenitores, no sólo para favorecer la cercanía y expresión de sentimientos también para que los padres obtengan siempre la misma información.

b)¿Dónde damos la información?

La muerte perinatal se trata de un tema *olvidado* dentro de la estructura hospitalaria, no existen espacios para tal fin.

Debemos procurar espacios para el duelo donde podamos ofrecer la información a los padres de manera tranquila y con intimidad, lejos del ruido o interferencias externas. Si el hospital no tiene lugares habilitados, cualquier despacho sería bueno, nunca dar la información en el pasillo.

c)¿Tengo tiempo de…?

Es preferible posponer la conversación que abordarlos con prisas. Puedes mostrar tu pesar por la muerte pero para ello necesitas tiempo para escuchar, muéstrales que estás dispuesto a escucharles y prestarles atención. Sé consciente de que no podrás quitarles su dolor (es su momento y es necesario) pero que los estás ayudando a elaborar un duelo sano.

Y la mejor manera de demostrar comprensión y escucha activa es con el lenguaje no verbal. No tengas miedo de tocarlos: una mano en el hombro o cogerle la mano puede llegar más lejos que las palabras. Algo muy importante que a veces olvidamos: EL SILENCIO TAMBIÉN ES ESCUCHA.

d)¿Es aconsejable que vean a su recién nacido?

Sí, siempre. Todos los estudios actuales recomiendan que los padres vean al bebé porque disminuye el riesgo de duelo patológico. El 92 % de las parejas desean ver a su hijo y el 33% hacen que otro familiar también lo vea (112).

Sin embargo debemos aconsejar, nunca obligar. Si los padres no desean verlo es bueno describirles cómo es para ayudarles a comprender que tiene una apariencia física normal y debemos brindarles la posibilidad de verlo más tarde si lo desean.

e)¿Cómo presentamos al recién nacido?

Si los padres lo desean, se le puede poner la ropa que traían para el nacimiento. Si no, les debemos poner la ropa que el hospital pone a cualquier recién nacido vivo, evitando el uso de paños quirúrgicos.

Presentarlo por su nombre. Siempre que nos refiramos al recién nacido debemos utilizar su nombre pues esto aporta individualidad dentro del seno de la familia y facilita enfocar los sentimientos del duelo.

f)¿Qué es la formación de recuerdos?

Crear recuerdos del bebé proporciona cierto consuelo y ayuda a centrar el dolor. Lewis recomienda guardar el máximo de recuerdos como fotografías, pulsera de identificación, huellas dactilares. Esto evidenciará la breve permanencia del hijo en sus vidas y facilitará la resolución del proceso.

Muchos padres no desean ver al recién nacido, pero pasada la crisis inicial se intensifica la nostalgia y se arrepienten de la decisión tomada. Los profesionales que atienden a la mujer deben elaborar la caja de recuerdos y guardarla en el hospital cierto tiempo para aquellos padres que la soliciten más adelante, pues les ayudará a asimilar la pérdida.

g)¿Qué ocurre con la lactancia materna?

Siempre debemos preguntar y nunca actuar por los padres. Debemos preguntarles qué desean hacer. Si desean inhibir la lactancia materna le daremos Carbegolina según el protocolo del hospital y le recomendaremos medidas higiénicas de alivio de la ingurgitación mamaria.

Si la madre desea donar su leche, debemos ofrecerle información sobre los bancos de leche.

h)Identificar con sensibilidad

Son muchos los profesionales entran en contacto con la mujer durante el proceso de dilatación, parto y postparto: celadores, auxiliares, enfermeras, matronas, obstetras. Para evitar situaciones incómodas que incrementarían el malestar de los padres y del propio personal conviene identificar la habitación y la historia clínica. Podemos tomar el ejemplo del Hospital de Donosti que identifica la habitación con una mariposa azul.

2.- Qué decir y qué no decir.

A menudo los profesionales no sabemos qué decir ante unos padres que han sufrido una muerte perinatal y, con la mejor voluntad de todas, solemos expresar frases casi automáticas que en vez de dar consuelo o apoyar provocan mayor dolor, sufrimiento e ira en los padres.

Debemos saber qué decir y qué no debemos decir (6), así como aprovechar nuestra situación privilegiada de educadores de salud para informar a los familiares sobre lo que no deben hacer o decir cuando acompañen a la mujer y a su pareja en el proceso de duelo.

QUÉ DECIR:

- Expresar a los padres que no podemos quitarles el dolor pero sí podemos compartirlo y ayudarlos no dejándolos solos. Al menos que no se sientan solos.

- Digan *lo siento* sobre lo que les ha pasado y sobre su dolor.

- Ante mortalidad neonatal precoz o tardía asegurar a los padres que hicieron todo cuanto estuvo en sus manos y que recibió el mejor cuidado posible.

- Es importante decir frases como: *Me imagino cuánto querían a este bebé*; *No me molesta que lloren*; *La verdad, no sé muy bien qué decirles.*

QUÉ NO DECIR:

- No pensar o decir que la edad gestacional determina el valor o impacto en la familia.

- No tener miedo de tocar a los padres. El contacto físico dice palabras.

- No digan que saben cómo se sienten si no han pasado por algo similar.

- No debemos decir frases como:

    - *Lo mejor es que tengan otro.*

    - *Ha sido voluntad de Dios.*

    - *Por lo menos no lo conocieron, hubiera sido peor más adelante*

- *En realidad no era un auténtico bebé; Sé valiente y no llores; Sé fuerte.*
- *Todo pasa por alguna razón, es el destino.*
- *No es el fin del mundo.*
- *Dios necesitaba otra flor en su jardín.*
- *Ahora tienes un angelito.*
- *Ahora está en un lugar mejor.*
- *Eres joven, ya tendrás más.*
- *Debes ser fuerte por tus hijos/esposo/familia, etc.*
- *El tiempo lo cura todo.*
- *Ya le olvidarás.*

QUÉ HACER:

- Tocar a los padres. El contacto físico dice palabras.
- Llamar al bebé por su nombre.
- Tratar a la pareja por igual. Los padres también necesitan apoyo.
- Aceptar los cambios bruscos de humor.
- Permitidles hablar de su bebé.

QUÉ NO HACER:

- Evitarlos por nuestro propio sentimiento de impotencia e incomodidad.
- Cambiar de tema cuando mencionan al bebé.
- Presionarlos durante el proceso de luto considerando que llevan mucho tiempo. Hay que recordar que cerrar heridas lleva tiempo.
- No preguntar cómo se sienten si no estamos dispuestos a escuchar.

3.- IMPACTO EMOCIONAL DE LA MUERTE PERINATAL EN LOS PROFESIONALES SANITARIOS

Los médicos reciben una formación centrada en el curar, sanar y salvar vidas siendo el tema de la muerte algo de lo que no se habla. Pero la muerte está presente desde el inicio de la vida, haciéndose especialmente evidente entre los obstetras y matronas con la muerte intraútero y en los neonatólogos con la mortalidad neonatal precoz y tardía.

La muerte de un bebé genera en los profesionales sentimientos de impotencia, frustración y fracaso. Frente a estos sentimientos los profesionales elaboran diferentes mecanismos de defensa:

1) Se anestesian las emociones: Se intenta poner distancia emocional con la situación mostrando excesiva frialdad e indiferencia en el momento de la muerte y la forma de comunicárselo a los padres.
2) Se instrumentan mecanismos evitativos: Se minimiza el número de contactos con la mujer y su pareja.
3) Se intenta empatizar con la familia desde el desconocimiento: Sin recursos emocionales ni formación se intenta empatizar con la familia pero desde el estrés emocional que esto genera en el profesional.

Se trata de reconocer el intenso estrés y ansiedad que origina en los profesionales la muerte perinatal y reflexionar sobre cómo nos enfrentamos a ella, qué nos genera. Hay que hablar de la muerte para evitar que la propia muerte lo invada todo, evitar ese clima de asfixia que rodea a la unidad cuando se produce la muerte perinatal y que evita que seamos adecuados agentes de apoyo emocional para la familia.

Acompañar a la familia en el proceso de duelo supone reconocer nuestros límites finitos como seres humanos. Al contar con un adecuado soporte emocional se encontrarán en mejores condiciones para informarlos.

3.1.- *LOS PROFESIONALES SE TIENEN QUE CUIDAR*

Los profesionales sanitarios deben conocer las herramientas necesarias para sobrellevar el impacto emocional que ocasiona la muerte perinatal en ellos mismos, se trata de conocer qué pueden hacer para sobrellevar esta parte tan dura y difícil de su trabajo asistencial (6):

a) Se debe evitar que sean siempre los mismos profesionales los que atiendan a los padres que han sufrido un proceso de pérdida perinatal. Conseguimos un doble beneficio: Evitamos que se sobrecargue a los mismos profesionales y logramos que todos los profesionales tengan experiencia en estos casos sabiendo cómo atender adecuadamente a los padres.

b) No tener miedo de expresar lo que se siente. Hablar con los compañeros las dificultades que se encuentran, los sentimientos que les genera esta situación.

c) Si por razones morales, religiosas o personales no se ven capacitados para tratar a estos padres es mejor hablarlo con un superior y derivar el caso que generar tensión y malestar en la asistencia clínica.

d) Trabajar en equipo. Asegurar que exista un tiempo de respiro entre la asistencia al parto de un bebe fallecido a un bebe vivo.

e) Solicitar a la unidad formativa del centro que realicen cursos sobre este tema para capacitar a los profesionales sanitarios.

f) Elaborar sesiones clínicas. No sólo se consigue una mejor asistencia clínica, también logramos sirve para expresar sentimientos y emociones.

REFERENCIAS BIBLIOGRÁFICAS

1.- Appleton R, Gibson B, Hey E. The loss of a baby at birth: The role of bereavement officer. Br J Obstet Gynaecol 1993; 100:51-54.

2.- Giles PFH. Reactions of women to perinatal death. Aust NZ J Obstet Gynaecol 1970; 10:207-210.

3.- Condon JT. Prevention of emotional disability following stillbirth: The role of the obstetrical team. Aust NZ Obstet Gynaecol 1987; 27:323-329.

4.- Brown Y. Perinatal loss: A framework for practice. Health Care Women Int 1993; 14: 469-479.

5.- Smilek, Z (1978). Observation on inmediate reactions of families to sudden infant death. Pediatrics, 62:160-165.

6.- Guía para la atención a la muerte perinatal y neonatal. http://www.umamanita.es/

CAPÍTULO 6

ABORDAJE DE LA MATERNIDAD TRAS UNA MUERTE PERINATAL PREVIA

Uno de los procesos más dolorosos y difíciles que algunas parejas tendrán que experimentar en su vida en común será la muerte perinatal o neonatal. Supondrá un antes y un después en la vida de pareja y la manera de afrontarlo dependerá de los mecanismos de defensas de ambos progenitores y de su propia idiosincrasia como pareja.

La muerte perinatal ocurre en la edad fértil de la mujer y en algunas ocasiones, en parejas que no tienen hijos previos lo cual suscitará el deseo de una nueva gestación. Pero la gestación tras una pérdida perinatal previa presentará algunas peculiaridades importantes: Los padres han *perdido la inocencia* que tenían en la gestación anterior, saben que no todo sale siempre bien y viven la nueva gestación *con un pie dentro y otro fuera.*

Es importante que como sanitarios entendamos las modificaciones en la adaptación psicológica de la madre y su pareja , miedos e inseguridades ante la nueva gestación para poder ofertar un adecuado apoyo emocional.

1.- ¿ CUÁNDO ES EL MOMENTO DE BUSCAR UNA NUEVA GESTACIÓN?

Lake y cols.(1) afirman que la resolución del duelo en una mujer de luto por un recién nacido muerto requiere de uno a dos años. Condon(2) considera que éste sería el periodo adecuado para la resolución total de duelo pero que a los seis meses la muerte perinatal o pérdida neonatal ya no forma el centro de la vida emocional de la mujer siendo éste un buen momento para volver a quedarse embarazada si lo desea.

A pesar de la recomendación de que esperende seis meses a un año para una nueva gestación, Wolff y cols.(3) y Forrest y cols.(4) constataron que el impulso emocional de vover a quedarse embarazada es muy fuerte a pesas de las dudas y miedos que los invaden.

Al revisar los diferentes estudios realizados sobre el momento idóneo para volver a quedarse embarazada tras la pérdida aparecen resultados diversos[i] por lo que es difícil establecer un modelo único de comportamiento, además el momento ideal dependerá del tiempo que precise la propia pareja para superar el duelo pero a grandes rasgos podemos afirmar que se ha visto que el nacimiento de un nuevo hijo a menudo conllevará recuerdos del hijo muerto (5)comparando la gestación actual con la anterior.; sin embargo, cuando se produce en

[1]el periodo adecuado, el volver a recordar el pesar por la pérdida puede constituir una experiencia positiva al proporcionar el cierre del duelo. Por tanto el nuevo hijo, si nace en el tiempo de 18 a 24 meses, cierra
el ciclo de percepciones psicológicas negativas en la pareja y sobre todo en la madre mientras que los padres que se precipitan en otra gestación pueden poner al nuevo hijo y a sí mismos en un riesgo psicológico. (6)

2.- LOS MIEDOS QUE SURGEN DURANTE EL EMBARAZO

a) PRIMER TRIMESTRE

Los antecedentes obstétricos previos harán que este embarazo se considere de Alto Riesgo lo cual implicará mayores controles y vigilancia. Esto ocasionará en los padres un doble sentimiento: Por un lado tranquilidad al

---

[11] Forrest y cols.(8) encontraron una incidencia del 55% de problemas psicológicos en mujeres que se embarazaron dentro de los seis meses siguientes a la pérdida. Sin embargo, estos resultados no concuerdan con los de La Roche y cols.(147), el cual no encuentra
diferencias en la resolución del duelo en mujeres que se han embarazado antes o después de los cinco mesesde la pérdida perinatal.

tener más controles que en la gestación anterior y por otro lado mayor nerviosismo ante el resultado de cualquier prueba.

Durante este primer trimestre es raro que los padres muestren la emoción inicial de todo embarazo; muchos no querrán decir que están embarazados hasta que no pase el primer trimestre siendo incapaces de participar de la alegría de los demás. Los propios familiares se mostrarán preocupados y sorprendidos ante esta actitud pues piensan que al quedarse embarazados de nuevo se sentirán mejor e ilusionados y olvidan que para los padres el nuevo embarazo supone un nuevo temor: el de perder también a este bebé.

Conforme avanza el primer trimestre surge en los padres un sentimiento de ambivalencia(7): Alegría por el nuevo hijo y dolor por el recuerdo del hijo perdido.

En ocasiones la mujer cambiará alguno de sus hábitos de vida: tipo de alimentación, ejercicio o actividad sexual al considerar que puede existir una relación entre estos y la pérdida perinatal.

b) SEGUNDO TRIMESTRE

El umbral del dolor se encuentra disminuido lo que provoca que la mujer acuse más las molestias habituales del embarazo, Pennebacker (8,9) considera que este hecho es una respuesta de somatización ante la ansiedad que le provoca el pensar en la posibilidad de sufrir una nueva pérdida.

El miedo crece al sentir los primeros movimientos del bebé, los padres pensaban que estos movimientos les darían confianza, en lugar de esto se cuestionarán si son muchos, pocos o suficientes.

El conocer el sexo del bebé les puede producir sentimientos encontrados: Algunos querrán un bebé del mismo sexo del que murió y otros del sexo opuesto, este hecho supondrá un resurgimiento del dolor porque empiezan a ser conscientes de que se trata de un niño diferente al que falleció.

c) TERCER TRIMESTRE

Cuánto más se acerca la fecha estimada de parto más miedo pueden sentir, no es raro que los padres digan: " saquen al bebé como sea ahora que todavía está vivo"

Las parejas se centrarán más en el trabajo o en otros aspectos de la vida que en el propio embarazo. Hense (10) observó una resistencia de la mujer a establecer el vínculo de apego como una respuesta materna de autoprotección para no ser lastimada de nuevo.

D) PARTO

Muchas familias han descrito reacciones del síndrome de estrés postraumático cuando entran en el área de maternidad, la proximidad del nacimiento evocará al bebé muerto aunque este recuerdo puede suponer una experiencia positiva al facilitar el cierre del proceso de duelo. (11)

El umbral del dolor se encuentra disminuido, siendo necesaria la administración de analgésicos durante la fase prodrómica o de latencia de parto.

Es necesario que la mujer esté acompañada en todo momento por su marido/pareja ya que se ha demostrado que constituye un elemento clave para disminuir la ansiedad materna (12). La matrona o ginecólogo deben informar a la pareja del proceso de evolución del parto: exploraciones y control de bienestar fetal, estos datos permiten a los padres mantener un mayor control y vivenciar de manera positiva el trabajo de dilatación y parto. (13).

Inmediatamente después del nacimiento se debe mostrar el neonato a sus padres para reducir los temores sobres su aspecto o apariencia. Es especialmente necesario el contacto precoz piel-piel para promover la formación del vínculo materno-filial debido a que algunas madres pueden experimentar rechazo inicial por haber idealizado al hijo anterior (14), además estas parejas necesitan de más tiempo para aliviar la preocupación y ansiedad propia de todo parto.

d) PUERPERIO

El recién nacido debe permanecer en la misma habitación que sus padres durante la estancia hospitalaria y las exploraciones físicas necesarias deben hacerse en presencia de éstos.

El nacimiento del nuevo bebé puede suponer el cierre del duelo por la pérdida de la gestación anterior pero, en ocasiones representa una forma de evitar el dolor de la pérdida anterior. (15). Algunos padres pondrán el mismo nombre al nuevo bebé que el que tenían pensado para el bebé fallecido lo cual nos indica que consideran al nuevo hijo un sustituto del que perdieron. (16)

Durante los primeros meses puede aparecer el síndrome del niño vulnerable caracterizado por sobreprotección paterna, gran preocupación por la salud del hijo/a, vigilancia excesiva de la respiración mientras duerme y mayor inquietud la primera vez que el hijo enferma. Los sanitarios deben informar a los padres que es normal el surgimiento de estos sentimientos al principio e indicarles que irán desapareciendo a medida que se adapten al nuevo rol de paternidad.

3. CONSIDERACIONES ASISTENCIALES LOS PADRES CON UN PÉRDIDA PERINATAL PREVIA

a) ASISTENCIA ESPECIALIZADA

Debemos ser conscientes de que estos padres demandarán mayor información de las pruebas solicitadas por la ansiedad del nuevo embarazo. Para aliviarlos y tranquilizarlos es necesario que se les informe con claridad de los resultados de las pruebas.

La gestante precisa confirmar constantemente el bienestar de su hijo por lo que la consulta al equipo obstétrico y a urgencias suele ser más frecuente de lo habitual. En muchas ocasiones la gestante experimenta contracciones o sienten que el bebé ha dejado de moverse en fechas próximas al aniversario de la pérdida del bebé anteriór.

Al encontrarse el umbral del dolor disminuido, percibirá con mayor intensidad las molestias habituales del embarazo.

Durante el proceso de dilatación, las reacciones emocionales de los padres pueden estar intensificadas al recordar la experiencia anterior. Es muy importante el acompañamiento y la escucha por parte del profesional sanitario en este momento.

Es necesario informar de la evolución de la dilatación y del bienestar fetal para aportarles tranquilidad y lograr una vivencia positiva del nacimiento.

Tras el parto es fundamental el contacto precoz piel-piel para facilitar el vínculo y aliviar la preocupación, ofreciéndoles a los padres un espacio de intimidad en el puerperio inmediato.

Durante la estancia hospitalaria el recién nacido permanecerá junto a sus padres en todo momento y las exploraciones pediátricas se realizarán en presencia de los mismos.

b) ASISTENCIA EN ATENCIÓN PRIMARIA

Trabajar el miedo a otro embarazo anormal. Desde la consulta de atención primaria se debe ofrecer un espacio de diálogo y ayuda para resolver dudas favoreciendo la expresión de miedos y ansiedades.

Ayudarlos a eliminar el miedo a vincularse afectivamente a este nuevo bebé. Hay que entender que el mantener una relación distante con el bebé que llega es su forma de protegerse debiendo guiar a los padres en la aceptación de que sería igualmente doloroso que este bebé muriese también y ellos no se hubiesen permitido establecer vínculo con él.

Es especialmente adecuado que visiten el área de dilatación y parto, aunque a ellos les resulte difícil nos ayuda a prevenir que el síndrome de estrés postraumático se produzca el mismo día del parto, necesitan recrear sus sentimientos y enfrentarse a ellos para que cuando llegue el nuevo parto estén preparados.

Las visitas domiciliarias de la matrona durante el puerperio permitirán valorar la interacción madre-hijo/ a y detectar alteraciones en la adaptación de la mujer a su nuevo rol de madre.

Proporcionar educación sanitaria sobre los hábitos de alimentación, higiene, sueño y cuidados iniciales del neonato. Conocer los patrones de comportamiento del recién nacido ayuda a los padres a reducir sus temores y angustias.

REFERENCIAS BIBLIOGRÁFICAS

1.- Lake M, Knuppel RA, Murphy J, Johnson TM. The role of a grief support team following stillbirth. Am J Obstet Gynecol 1983; 146:877-881.

2.- Condon JT. Prevention of emotional disability following stillbirth: The role of the obstetrical team. Aust NZ Obstet Gynaecol 1987; 27:323-329.

3.- 96. Wolff JR, Nielson PE, Schiller P. The emotional reaction to a stillbirth. Am J Obstet Gynecol 1970; 108:73-77.

4.- Forrest GC, Standish E, Braum JD. Support afterperinatal death: a study of support and counselingafter perinatal bereavement. Br Med J 1982; 285: 1475-1479.

5.- Peppers LG, Knapp RJ. Motherhood and mourning. New York. Praeguer. 1980. 66-74.

6.- 106. Rowe J, Clyman R, Green C, Mikkelsen C, Haight J, Ataide L. Follow-up of families who experience a perinatal death. Pediatrics 1978; 62:166-170.
7.- Hunfeld JA, Agterberg G, Wladimiroff W, Passchier J. Quality of life and anxiety in pregnancies after late pregnancy loss: a casecontrol study. Prenat Diag 1996; 16: 783-790.
8.- Hunfeld JA, Taselaar-Kloos AK, Agterberg G, Wladimiroff JW, Passchier J. Trait anxiety, negative emotions, and the mothers' adaptation to an infant born subsequent to late pregnancy loss: a case-control study. Prenat Diag 1997; 19(9): 843-851.
9.- 30. Paarlberg KM, Vingerhoets AJ, Passchier J, Heinen AG, DekkerGA, van Geijn HP. Psychosocial factors as predictors of maternal well-being and pregnancy-related

complaints. J Psychosom Obstet Gynaecol 1996; 17(2): 93-102.

10.- Côté-Arsenault D, Mahlangu N. Impact of perinatal loss on the subsequent pregnancy and self: women's experiences. JOGNN 1999; 28(3): 274-282.

11.- Steirman ED. Aspectos emocionales de la muerte perinatal. Clin Obstet Ginecol (ed esp) 1987; 2: 235-244.

12.- Melchor JC. Presencia y ayuda familiar durante el parto. En: Fabre E. Manual de asistencia al parto y puerperio normal. Zaragoza: Fabre E ed, 1995.

13.- Robertson PA, Kavanaugh K. Supporting parents during and after a pregnancy subsequent to a perinatal loss. J Perinat Neonat Nurs 1998; 12(2): 63-71.

14.- Theut S, Pedersen F, Zaslow M, Rabinovich B. Pregnancy subsequent to perinatal loss: Parental anxiety and depression. J Am Acad Child Adolesc Psychiatry 1988; 27: 289-292.

15.- Mothander PR. Maternal adjustment during pregnancy and the infant's first year. Scan J Psychol 1992; 33: 20-28.

16.- Cuisinier M, Janssen H, de Graauw C, Bakker S, Hoogduin C. Pregnancy following miscarriage: Course of grief and some determining factors. J Psychosom Obstet Gynecol 1996; 17: 168- 174.

CAPÍTULO 7

RESUMEN DE LAS LÍNEAS DE ACTUACIÓN DE LOS PROFESIONALES SANITARIOS EN LA ATENCIÓN A LA GESTANTE CON FETO CRUZ

AL INGRESO	Procurar espacios para el duelo.
	Informar a ambos progenitores a la vez.
Anamnesis con antecedentes familiares, personales y obstétricos.	Los padres mostrarán dificultad para asimilar la información.
	Mucha información les saturará. Darles el tiempo necesario.
	Establecer una comunicación abierta, honesta y sin prisas.
	Recordar que el silencio también es escucha.

Pruebas complementarias:

- Ecografía.
- Hemograma, estudio de coagulación, serologías, anticuerpos antigrupo sanguíneo.
- Sobrecarga oral de glucosa.
- Estudio de función tiroidea.
- Estudio toxicológico.
- Prueba de Kleihauer-betke.
- Estudio de trombofilias.
- Investigación de trombopenia aloinmune.
- Cariotipo de ambos progenitores.
- Electroforesis de hemoglobina.

Qué decir:

- Expresar a los padres que no podemos quitarles el dolor, pero sí compartirlo.

- Decir "lo siento" sobre lo que les ha pasado y sobre su dolor.

- Es importante decir frases como "me imagino cuánto querían a este bebé", "no me molesta que lloren", "la verdad, no sé muy bien qué decir".

DURANTE LA DILATACIÓN

La vía vaginal debe ser la elección (independientemente de la presentación fetal) para finalizar la gestación. La cesárea se reserva para indicaciones maternas.	Limitar el número de profesionales que entran en contacto con los progenitores para favorecer la cercanía y expresión de sentimientos.

Medicación:

• Oxitocina: elección si Bishop >7
 	
 • Prostanglandinas: misoprostol (mayor eficacia) vía oral o vaginal.
 	
     ○ <13 semanas: 400 mcg/24h vía vaginal
 	
     ○ 13 – 17 semanas: 200 eg/6h (dosis máxima diaria 1600 eg)
 	
     ○ 18 – 26 semanas: 100 eg/6h (dosis máxima diaria 800 eg)
 	
     ○ ≥ 27 semanas: 25-50 eg/4h hasta 6 dosis.
	Ser conscientes de que este momento es crucial para ayudarlos a elaborar un duelo sano.
	
	 No tener miedo de tocar a los progenitores: una mano en el hombro o cogerle la mano puede llegar más lejos que las palabras.

Otros: ergometrina, prostanglandina F2 alfa, mifepristona y metotrexato.	Identificar con sensibilidad.
	Llamar al bebé por su nombre.
	Tratar a la pareja por igual. El padre también necesita apoyo.
	Aceptar los cambios bruscos de humor.
	Permitirles hablar de su bebé.

DURANTE EL PARTO

Inspección cuidadosa del feto.	Aconsejarles que vean a su bebé (disminuye el duelo patológico). Nunca obligarlos. Brindarles la posibilidad de verlo más tarde.
Estudio anatomopatológico de la placenta.	A la hora de presentarlo ponerle la ropa que el hospital facilita a cualquier recién nacido o la ropa que los padres traen para el nacimiento, evitando usar paños quirúrgicos.
Necropsia del feto (opcional).	Presentarlo por su nombre: facilita enfocar los sentimientos del duelo.

Estudio cromosómico fetal (ante la presencia de malformaciones congénitas).	Ayudarlos en la formación de recuerdos: proporciona consuelo y ayuda a centrar el dolor.
Analgesia de elección: epidural.	
Uso restrictivo de episiotomía.	
Administrar inmunoglobulina anti-D si la gestante el RH negativo.	
Inhibir la lactancia materna según deseo materno. Si desea donar informar sobre el banco de leche.	
Favorecer el alta precoz y citar para consejo reproductivo.	

www.ingramcontent.com/pod-product-compliance
Lightning Source LLC
La Vergne TN
LVHW010332200726
843507LV00010B/1461